Maren Nissen-Schnürer

# Der bewegte Weg zur Gesundheit

## Heil-Eurythmie

Verlag Ch. Möllmann

Maren Nissen-Schnürer

# Der bewegte Weg zur Gesundheit

## Heil-Eurythmie

Verlag Ch. Möllmann

Dreiundzwanzigste Auflage 2015


Verlag Ch. Möllmann
Schloss Hamborn 94, D-33178 Borchen
Tel.: 0 52 51 / 2 72 80
Fax: 0 52 51 – 2 72 56
**www.chmoellmann.de**

Herstellung: Frick Kreativbüro & Onlinedruckerei e.K., Krumbach

ISBN 978-3-931156-01-5

# VORWORT

Sowohl aus langjähriger Erfahrung in der Heileurythmie als auch aus der Arbeit in der Schule und in Laienkursen weiß ich, dass besonders diejenigen, denen die Eurythmie neu ist, gerne eine kurze Einführung lesen würden. Diejenigen aber, die sich übend mit der Eurythmie beschäftigen, dies aber meist nur für einen kürzeren Zeitraum unter Anleitung können, erbitten oftmals genauere Beschreibungen der Bewegungen, um das Weiterüben möglichst lange durchführen zu können.
Aus diesen Gründen schien mir der Versuch einer allgemeinen Darstellung der Eurythmie wie auch einer systematischen Beschreibung der einzelnen Laute sinnvoll. Letztere ist weniger zum Durchlesen als zum begleitenden Erarbeiten gedacht.
Die Darstellungen sind auf keinen Fall zum Selbststudium oder gar zur Eigentherapie geeignet.
Jede eurythmische Betätigung bedarf einer gründlichen Einführung durch geschulte Eurythmisten oder Heileurythmisten.
Erst wenn unter Anleitung ein bewusstes Gefühl für die einzelnen Lautqualitäten beim Übenden erreicht ist, kann in sinnvoller Weise selbständig weitergeübt werden. Wann der Zeitpunkt dafür gegeben ist, kann aber nur der erfahrene Eurythmist feststellen.
Da in der Heileurythmie im Einzelfall ja niemals alle Laute therapeutisch zum Einsatz kommen, mag ein Gesamtüberblick, wie er hier vorliegt, unnötig erscheinen. Aber vielleicht können die Darstellungen, die nicht zum eigenen Üb-Kanon gehören, als Überblick dennoch von Interesse sein.

# DIE WELT IST BEWEGUNG

## *SPRACHE – BEWEGUNG ZWISCHEN DEN MENSCHEN*

Das Wort ist Klang, Klang aber ist Schwingung, Schwingung wiederum ist rhythmisch gegliederte Bewegung. Wort und Bewegung hängen also eng miteinander zusammen. Wenn wir sprechen, erzeugen wir einerseits Schwingungen in uns und in unserem Umfeld, andererseits fühlen wir uns veranlasst zu sprechen, wenn wir innerlich bewegt sind. Diese innere Bewegung teilt sich durch das gesprochene Wort dem Hörenden mit und setzt in ihm etwas in „ent-sprechende" Bewegung. Während sich der Sprechende „äußert", er Inneres nach außen setzt, empfängt der Hörende die Bewegung von außen und verinnerlicht sie. Innere und äußere Bewegung schwingen so zwischen den Menschen hin und her. Mittler dieser Verbindung von Mensch zu Mensch ist die in Schwingung versetzte Luft, der Klang, die Sprache.
Sprache aber ist Bewegung, Seelisches ist Bewegung, der ganze Mensch, ja die Welt ist Bewegung.

## *BEWEGUNG IST DER LEBENDIGE GESTALTER DER WELT*

Alle Dinge und Wesen um uns her sind das, was sie sind, durch Bewegung. Es gibt nichts auf der Welt, was nicht durch Bewegung entstanden ist, auch nicht die leblos erscheinenden Dinge.
Diese Bewegung ist aber nicht nur eine ungegliederte, sondern eine gesetzmäßig geordnete, gerichtete und rhythmisch strukturierte. Wir erkennen sie sowohl in den Naturabläufen, wie wir sie im Makro- und Mikrokosmos beobachten können, als auch in den durch sie gewordenen Formen der organischen und anorganischen

Welt. Man denke – um nur einige Beispiele zu nennen – an die Rhythmen der Gestirne, an die gesetzmäßigen Strukturveränderungen im Pflanzenreich, an die geordnete Bewegungsgestalt des tierischen und menschlichen Knochenbaus; sogar die so starr erscheinenden Steinformationen verraten noch die ehemals fließende Bewegung.
Überall finden wir als lebendigen Gestalter die Bewegung.
Bewegung aber ist Schwingung, und Schwingung ist Klang. So kann man nicht nur sagen: Die *Welt* ist *Bewegung*, sondern zugleich auch: „Die *Welt* ist *Klang*".[1]

## IM ANFANG WAR DAS WORT, DER URKLANG

„Im Anfang war das Wort", so heißt es zu Beginn des Johannes-Evangeliums. Das Wort aber ist Klang, und Klang ist geordnete Bewegung. Der Ursprung unseres Seins war ein Klang.
Welcher tönenden Schwingung mag so viel Kraft innewohnen, dass in ihr das gesamte Universum im Keim enthalten sein kann, dass sie den Anstoß gab zu der bewegten, lebendigen Welt?
Die heutige Wissenschaft hat den Urklang ebenfalls als Seinsgrundlage erkannt, sie spricht vom Urknall. Dieser Knall war sicher ein ungeheuerlicher, eine Schwingung, die sich fortsetzte, zergliederte, veränderte und die Materie aus einer ungeformten Einheitsmasse zu ihrer heutigen Vielfalt führte – eine Urbewegung, die bis heute fortwirkt.
Wenn diesem Urbeginn ein willentlicher Impuls zugrunde lag, so lag in dem Urklang ein gewaltiger Bewegungsimpuls, in dem alle Bewegungen und Formen schon enthalten waren. Der Urklang war dann zugleich eine Urbewegung, aus der heraus alles Werdende sich ins Dasein bewegte.

---

[1] Behrendt, J.: Nada Brahma – Die Welt ist Klang

Jener Urklang wird das Urwort gewesen sein, von dem im Johannes-Evangelium die Rede ist, ausgehend von einem Willen, der in das Chaos eingriff und den Werdeprozess der Welt in sinngebende Bewegung setzte, wenn wir denn annehmen wollen, dass wir selbst und die Welt nicht sinnlose Zufallserscheinungen sind.
Indem das Urwort erklang, tönten Schwingungen ins All und prägten sich der werdenden Materie ein. In diesem Urwort müssten alle Laute der Welt schon enthalten gewesen sein, so dass von einem **Uralphabet** gesprochen werden könnte. Und tatsächlich ist es so, dass die Alphabete aller Sprachen sich so ähnlich sind, dass von einem gemeinsamen Ursprung aller Laute ausgegangen werden kann.[2]

## *DIE SPRACHE ALS SCHÖPFERKRAFT*

Im Menschen finden wir die Fähigkeit zum Wort wieder. Er allein kann den Daseinsformen ihre Bedeutung abgreifen und diese dadurch begreifen und beantworten. Durch die Sprache findet der Mensch die „Entsprechung" seines Inneren auf die Welt, auf das, was sich ihm schwingend mitteilt. Dadurch bewegt er dieselbe Kraft in sich, die an der Welt geschaffen hat. Im Sprechen ist der Mensch schöpferisch, er erschafft immer wieder eine neue, eine eigene Welt.
Dies gilt im besonderen Maße natürlich für das künstlerisch gestaltete Wort. Jeder Dichter weiß um die Kraft des Lautes und ist bemüht, durch den Klang, durch den treffenden Zusammenklang sein Wort wirken zu lassen.
Auch wenn dies für uns heutige Menschen nicht mehr so leicht nachvollziehbar ist, wo für uns Worte nur noch Bedeutungsträger

[2] Bodmer, F.: Die Sprachen der Welt, 5. Aufl. S. 58
Steiner, R.: Eurythmie als sichtbare Sprache, 2. Vortrag v. 25. 6. 1924

(Informationen) sind, wo wir über die Wirkung eines Wortes nicht mehr nachzudenken gewöhnt sind, so ist der drohende Verlust der Schöpferkraft des Wortes vielfach den Poeten noch schmerzlich bewusst. Rudolf Steiner spricht sogar von der Wesenheit der einzelnen Laute, die in jedem Wort angesprochen und verlebendigt werden.
Auch in der modernen Dichtung finden wir diesen Gedanken einer schöpferischen Wesenhaftigkeit der Buchstaben wieder.
So heißt es bei der Dichterin Nelly Sachs:

„Des Alphabetes Leiche hob sich aus dem Grab,
Buchstabenengel, uralter Kristall,
Mit Wassertropfen von der Schöpfung eingeschlossen ...
Und wickelt aus, als wären's Linnentücher,
Darin Geburt und Tod ist eingehüllt,
Buchstabenleib, die Falterpuppe
Aus grüner, roter, weißer Finsternis."[3]

Es wird von „Buchstabenengeln" gesprochen, die es gilt aus ihrem „Grab" zu befreien, damit unser Alphabet sich aus seinem todähnlichen Zustand erheben könne. Gleich einem Schmetterling, der sich aus der Verpuppung, aus der Finsternis löst, so werden unseren Worten Flügel wachsen, wenn sie sich aus der Erstarrung zum Lebendigen, zum Lichten hin verwandeln. In dieser Auseinandersetzung des Lichtes mit der „Finsternis", mit der Materie entwickeln sich farbige Schwingungen, es wird aus dem toten „Buchstabenleib" ein vom lebenspendenden „Wassertropfen" umhülltes Wesen. Im Wassertropfen spiegelt sich das Licht und erblüht in der Vielfalt der Farben. Dieses im Spiegel des Lebendigen zurückgeworfene Licht verleiht unseren Worten die „farbigen", vielfältig getönten Schwingungen des Schöpferischen. Welch ein beeindruckendes Bild wird in dem Gedicht vor uns hingestellt als Aufruf an uns, die „hölzerne" Sprache zu

[3] Sachs, N.: aus Gesammelte Gedichte, Schöpfungskapitel

überwinden und mit „beflügelten“ Worten, ja mit „Engelszungen“ unsere Reden neu zu „beschwingen“.

# EURYTHMIE – VERWANDELTE SPRACHBEWEGUNG

## *KUNST IST BEWEGUNG, VERWANDLUNG, ERHÖHUNG*

Das Anliegen eines jeden Künstlers ist es, die Welt mit sich in Einklang zu bringen. Dieser Einklang wird aber nie ein einziger Klang sein, sondern immer ein Mehr-Klang.
Die Welt erregt in uns mannigfaltige Schwingungen und „Klänge“. Es ist Ziel jeder Kunst, sich mit diesen Klängen zu verbinden, sie in uns weiterschwingen zu lassen, sie verwandelnd fortzuentwickeln und dadurch ihre versteckte Bedeutung und die unabänderlichen Gesetze, die jedem Ding und Wesen innewohnen, zu offenbaren.
Dieser Weg der Kunst ist ein Weg zum Ursprung, er ist die Suche nach dem Urklang, von dem alles einmal ausging.
Wer sich nicht bewegen lässt, nicht erschütterbar ist, weil der eigene Standpunkt niemals aufgegeben wird, der kann die uns umgebenden Schwingungen nicht wirklich lebendig an sich selbst erfahren, er kann weder Kunst hervorbringen noch sie verstehen.
Werden wir aber erschüttert, aufgerüttelt oder auch nur angerührt, so reißt uns diese Gemütsbewegung aus dem Einklang, manchmal wohl auch aus unserer Einfalt. Wir finden erst wieder Ruhe im Moment der Verwandlung, indem die uns bewegende Erfahrung, die unseren bisherigen Einklang störte, sich erneut in eine harmonische Einheit eingeordnet hat.
Auch dazu bedarf es einer inneren Beweglichkeit, müssen doch die vielerlei Regungen und Erfahrungen neu miteinander in Beziehung gebracht werden, neue Klänge in die bisherigen, gewohnten eingearbeitet und alte vielleicht überwunden werden. All dies sind Verwandlungsprozesse.
Je mehr Erschütterungen wir an uns heranlassen, desto vielfältiger kann sich unser Inneres gestalten, desto reicher wird die von

uns erstrebte Harmonie werden, desto größer ist aber auch die Herausforderung unserer Kräfte.
Jedes Kunstwerk kann in uns Erschütterung bewirken – es müssen nicht unbedingt Schicksalsschläge sein –, jede Beschäftigung mit Kunst, jede Beschäftigung mit der Welt, wenn sie die Dinge bewegt und nicht als einfach gegeben betrachtet, ist ein Stück Arbeit an unserem Einklang mit uns selbst.
Wenn wir unser Leben wie ein Kunstwerk betrachten wollen, so bilden die verschiedenen Klänge unseres Seelenlebens die Komposition, aus der sich unsere „Symphonie" zusammensetzt. Eine „symphonische" Geschlossenheit, einen harmonischen Einklang, streben wir alle an; dies mag uns mehr oder weniger bewusst sein.
Innere Beweglichkeit ist eine der Voraussetzungen auf dem Weg zu diesem Einklang mit sich selbst, der immer auch ein Einklang von Selbst und Welt ist.
Unsere innere Beweglichkeit hervorzulocken, zu fördern und erkennend zu lenken, ist ein Anliegen der Eurythmie.

## *KÖRPERBEWEGUNG WIRD ZUR SPRACHBEWEGUNG*

Sprechen und Sich-Aufrichten sind nur dem Menschen zu eigen.
Man muss diese beiden Fähigkeiten als voneinander abhängig betrachten, denn nur dadurch, dass der Mensch im Laufe der Evolution aufrecht zu gehen lernte, wurde er frei, die Bewegungen und Schwingungen seiner Umwelt zu be-greifen. Erst jetzt konnte er mit den Händen die Formvielfalt der Welt ergreifen und betasten und sie so viel umfassender erleben als es durch das Betrachten und Hören möglich war.
Die Welt übertrug ihre Bewegungen in die Bewegungen der Gliedmaßen, insbesondere der Hände und Arme.
Das „Begreifen" – im übertragenen und wörtlichen Sinne –, das Sich-bewegen-Lassen waren Vorbedingungen für das Sprechen.

Was Arme und Hände bewegend aufnahmen, wurde mit dem Seelischen verbunden und durch den Kehlkopf in Sprachbewegung verwandelt.[4]
Wir erleben bei spontanen oder sehr betont zum Ausdruck gebrachten Äußerungen den unmittelbaren Zusammenhang von Sprache und Körperbewegung in der Gestik noch deutlich.

## *SPRACHBEWEGUNG WIRD ZUR KÖRPERBEWEGUNG*

Wenn aus Bewegungen Sprache entstanden ist, so müsste sich die Sprache auch in Bewegung zurückverwandeln lassen. Dies nun geschieht in der Eurythmie.
Für jeden Laut unserer Sprache finden wir eine eurythmische Gebärde vor, die nicht Abbildung von Dingen der Welt ist, sondern einen Prozess, eine „**Werdegebärde**", zum Ausdruck bringen soll.[5]
Dem, was mit „Werdegebärde" gemeint ist, können wir uns nähern, wenn wir uns in einer „phänomenologischen Weltbetrachtung"[6] üben. Diese Art, die Welt verstehen zu lernen, wurde von Goethe als naturwissenschaftliche Methode erstmals beschrieben und von R. Steiner methodisch ausgeführt.[7]

---

[4] Über den Zusammenhang von Kehlkopf und menschlicher Gestalt siehe: Theodor Schwenk: Das schaffende Weltenwort, im Sonderdruck der „Erziehungskunst" 1986 Heft 10/11

[5] Das Wort „Gebärde" hat denselben Ursprung wie „gebären". Geboren werden lebendige Wesen. Deutet es nicht auf die Wesenhaftigkeit hin, die einer Gebärde eigen ist, und da eine Gebärde immer eine sprechende Bewegung ist, zugleich auf die Wesenhaftigkeit der Sprache? Siehe dazu das zitierte Gedicht von Nelly Sachs.

[6] Phänomenologische Betrachtung = an den äußeren Erscheinungen sich ausrichtendes Betrachten

[7] siehe hierzu: R. Steiner: Wahrheit und Wissenschaft / Erkenntnistheorie der Goetheschen Weltanschauung im Kap. „Erkennen und Künstlerisches Schaffen" und ders.: Wie erlangt man Erkenntnisse der Höheren Welten; insb. das Kap. „Die Stufen der Einweihung"

Bei den Übungen zur phänomenologischen Weltbetrachtung richten wir unser Augenmerk nicht nur auf das im Augenblick Bestehende einer Sache, sondern wir konzentrieren uns denkend auf alle möglichen Entstehungsphasen, die zum Werdeprozess gehören. Die einzelnen Phasen, wenn sie in der Vorstellung in einen zeitlichen Ablauf gebracht werden, bringen Gestaltungen hervor, die nicht im Räumlichen wahrnehmbar sind, die aber den Entstehungsweg und seine innere Gesetzmäßigkeit vor unser inneres Auge stellen.
Das Bild der Urpflanze wurde von Goethe auf diesem denkend-schauenden Weg geschaffen.
**Die eurythmischen Lautgebärden sind wie „Urpflanzen", sie sind Prozesse, Urgebärden, die den Erscheinungen zugrunde liegen.**[8]

Rudolf Steiner erarbeitete die eurythmischen Gebärden mit Lory Maier-Smits zu Beginn unseres Jahrhunderts. Jeder Buchstabe, wir sprechen lieber von einem Laut, um das Klanghafte zu betonen, hat eine entsprechende, unverwechselbare Gebärde. Im Ausführen und Erüben dieser Bewegungen können wir ihre unterschiedlichen Charaktere und ihre Stimmungen erfahren. Wir können erleben, wie durch bestimmte Bewegungsabläufe unseres Körpers entsprechende seelische Qualitäten wachgerufen werden, die unmittelbar mit den Bewegungen verbunden sind.

---

[8] siehe hierzu: R. Steiner: Eurythmie die Offenbarung der Sprechenden Seele, Ansprache v. 4.4. 1920 „Das Sinnlich-Übersinnliche in der Kunst"

## *GESUNDHEIT UND KRANKHEIT SIND BEWEGUNGEN – SPRECHENDE GEBÄRDEN*

Gesund ist ein Mensch, in dem die vielfältigen Bewegungen und Gegenbewegungen seiner körperlichen Funktionen sich im richtigen Rhythmus zusammenfügen – sie sind dann „eu-rhythmisch“.[9]
Krankheit ist der Verlust dieses Gleichgewichtszustandes, eine „Dys-rhythmie“ der Funktionen, eine Disharmonie des Gleichklangs.
Dieses gilt unabhängig von dem Auslöser einer Erkrankung, seien es nun Erschütterungen von außen (z. B. ein „Erreger“ oder Verletzungen), heftige seelische Bewegungen von innen oder beides zusammen.
Meist beginnt eine krankhafte Veränderung (z. B. Tumor, Rheumaleiden, Asthma usw.) als Funktionsstörung, als eine Disharmonie oder Gleichgewichtsstörung in den ungemein komplizierten körperlichen Abläufen.
Die immunologische Forschung weist solche „Gleichgewichtsstörungen“ zwischen den verschiedenen Zellfamilien des Immunsystems als Ursache einer Vielzahl von Krankheiten aus.[10] Der moderne Forschungszweig „Psycho-Neuro-Immunologie“ beschreibt die enge Verknüpfung der seelischen Bewegungen mit den Bewegungen in den zellulären Gleichgewichten.
Disharmonische seelische Bewegungen manifestieren sich so zunächst in den Funktionen (funktionelle Krankheiten), bis sie sich schließlich in der Leiblichkeit niederschlagen; erst dann wird eine Krankheit mit den Mitteln der naturwissenschaftlichen Medizin (Röntgen, Ultraschall, Labor usw.) fassbar.

---

[9] eu - griechisch = gut, richtig, ebenmäßig, schön
rhythmus - gr. = Fluss, das Fließende, der Rhythmus

[10] Eine entscheidende Rolle spielen dabei die Botschaften (Botenstoffe oder Cytokine) zwischen den einzelnen Zellen. Damit hat auch die naturwissenschaftliche Medizin das Gespräch (das was hin- und herschwingt zwischen den Zellen) oder genauer das „Missverständnis“ als eigentliche Krankheitsursache entdeckt.

## *HEILEURYTHMIE IST EIN ZUGANG ZU DEN KRANKHAFTEN BEWEGUNGEN*

Körperbewegungen, die wie die Eurythmie Sprachgebärden in ihrem Entstehungsprozess aufnehmen, können seelische Schwingungen – harmonische oder disharmonische – sichtbar machen.
Die Eurythmie kann einen Zugang finden zu den fehlgelenkten Schwingungen, den Krankheiten, und diese auf eine ganz neue Art nicht nur sichtbar, sondern erlebbar und behandelbar machen.
Die Heileurythmie sieht hier ihren Ansatzpunkt.
Und in der Tat zeigt sich, wenn bestimmte Bewegungen von einem Kranken zunächst gar nicht oder sehr schlecht ausgeführt werden können, dieses nach längerem Üben aber gelingt, dass eine Besserung des Zustandes eintritt.
Bei der Heileurythmie geht es um therapeutische Wirksamkeit, nicht so sehr um die künstlerische Wirkung. Heileurythmische Gebärden sind deswegen bewusste, in bestimmten Fällen sogar „unharmonische" Vereinseitigungen. Sie werden, ganz anders als im künstlerischen Eurythmisieren, als einzelne Übungen mehrfach hintereinander wiederholt, da sie Gegenprozesse in Bewegung bringen sollen zu der körperlich-seelischen Einseitigkeit einer Krankheit.
Dennoch liegen auch den heileurythmischen Bewegungen immer die „Urbilder" der Laute zugrunde. Wenn diese abgewandelt werden, um eine verstärkt ausgerichtete, rein therapeutische Wirkung zu erzielen, dann niemals nach persönlichem Gestaltungswillen, sondern in einer das heilende Geschehen beeinflussenden Weise.
Im heileurythmischen Therapieprozess werden die Bewegungsabläufe auf das jeweilige Krankheitsbild und den individuellen Kranken abgestimmt.
Im Künstlerischen werden die Grundgebärden je nach Ausdrucksform getönt und abgewandelt. So lässt sich jede Gebärde in extreme Gegensätze ausdeuten. Das I enthält die Polarität von Licht und Finsternis, das A von Tag und Nacht, im L lebt das

Luftige und Lösende wie das Lastende und Leidende, das B kann das Bergende, Liebende ausdrücken oder auch das Böse, um nur einige Beispiele zu bringen. In der Ausgestaltung der Gebärde findet der künstlerisch-individuelle Prozess statt.
Im folgenden werden die Grundgebärden der eurythmischen Laute in alphabetischer Reihenfolge dargestellt.
Jeder Laut ist in drei Phasen beschrieben: in seinem äußeren, körperlich durchzuführenden Bewegungsablauf, in seiner seelischen Schwingung und in seiner geistigen Intentionalität.
Unterstützend sind die Zeichnungen gemeint, in denen versucht wurde, die Bewegungsrichtung und eine wesentliche Stellung im Gesamtverlauf festzuhalten.
Die kurzen Zeilen am Schluss einer jeden Lautbeschreibung sind als Anregung gedacht und lassen sich natürlich vielfältig ergänzen.

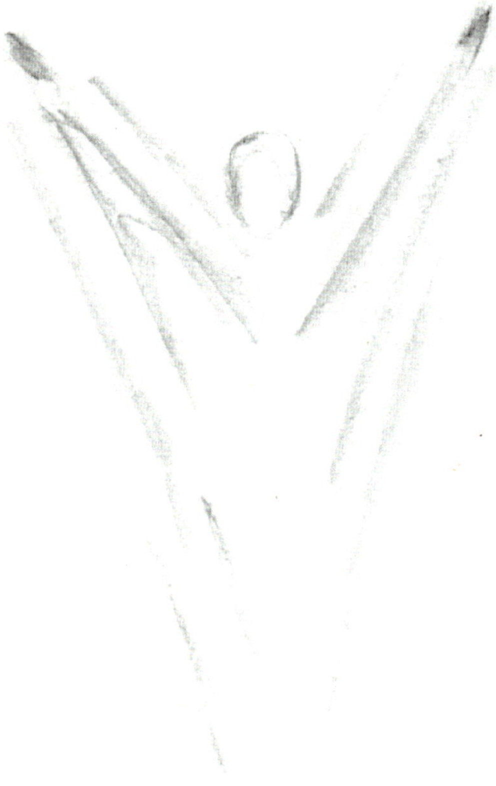

A

## Im A ist der Mensch der Welt vertrauensvoll zugewandt

Die Arme werden in einem weiten Winkel nach außen gestreckt. Die Spitze dieses Winkels wird im Brustraum, den wir ja als unser seelisches Zentrum empfinden, vorgestellt. Von hier ausgehend, weitet sich die Armbewegung und mit dieser auch das Empfinden.

Mein Innenraum wird wie über die Arme hinausgezogen empfunden. Der Raum dehnt sich, ich dehne mich hinausgreifend und erlebe mich selbst wie hinausgetragen. Diese ausgebreitete Armbewegung ist erfüllt von der Stimmung des staunenden Vertrauens, der Angstfreiheit. Ich kann erahnen, wie dieser offenen Bewegung Kraft aus dem entgegenfließt, dem ich mich so staunend öffnen konnte.

Im A liegt das Vertrauen an den Anfang. Alles ist immer wieder neu und anfänglich, wenn ich nur den Mut aufbringe, mich ganz und gar zu öffnen. Das A ist der erste Laut, den das Kind spricht, und es ist ja auch der erste Laut unseres Alphabetes. In der Gebärde des A bleibt immer etwas von dieser kindlichen Seelenhaltung, die der Außenwelt ganz und gar vertrauend und verwundernd zugewandt ist. Im A liegt immer wieder ein Anfang, dessen Möglichkeiten ich nicht kenne und dem ich mich vorbehaltlos entgegenstrecke.

Die Fähigkeit zu einem Neuanfang geht uns oft verloren durch die Erfahrungen unseres Lebens. Wir verschließen uns allzu leicht und verlieren dadurch die Fähigkeit, uns über etwas zu verwundern oder verwundernd zu fragen. Das aber muss ja jedem Neuanfang vorangehen. Die Kraft und das Vertrauen zu entwickeln, trotz möglicher gegenteiliger Erfahrungen, vorbehaltlos auf die Welt zuzugehen, sich ihr immer wieder ohne Argwohn zu öffnen, das bedeutet: immer wieder den jedem Moment innewohnenden Anfang zu ergreifen.

Öffnen können wir uns aber ja nur, wenn wir keine Ängste haben, uns wahrhaftig zu zeigen. In dieser Wahrhaftigkeit liegt eine wunderbar befreiende Kraft. Im Grunde sehnen wir uns alle nach diesem Zustand, in dem Kinder noch so natürlich darinnenstehen. Es ist wie der Zustand des Adam im Paradies, bevor die Erkenntnis erwachte.
In der Haltung des A sollte sich das Innere frei und wahrhaftig nach außen wenden und zugleich das, was von außen kommt, angenommen werden. Zwischen zu starker Öffnung nach außen, die oftmals der Naivität entspringt, und ängstlicher Verhaltenheit, der meist übermäßige Verletzbarkeit zugrunde liegt, wird die Gebärde im Gleichgewicht von Hinausgreifen und Empfangen gefunden. In der Gebärde des A lässt sich diese innere Haltung erleben.

**Im A offenbart der Mensch seine Wahrheit.**

*Zum Üben:*

In meinen Armen trage ich den Anfang.
Alle Last falle ab von meinen Armen.
Ich erwache zur Klarheit.
Ich bewahre die Wahrheit.
In meinem Atem erwachse Tageskraft.
In meinem Dasein erstehe Tatkraft.
Meine Gedanken bewahren Tagesklarheit.
Mein Ahnen erwache zur Nachtwahrheit.

## Das B hüllt schützend ein

(Siehe auch **P**, das ein verstärktes **B** ist.)
Hände und Arme holen in weitem, schwungvollem Bogen nach außen aus und bewegen sich dann in einer umgreifenden Gebärde auf den Körper zu. In einem Abstand, der zwischen Gestalt und Armen Raum entstehen lässt, wird die Bewegung mit nach innen gewandten Handflächen angehalten. Ein Armbogen umhüllt den Oberkörper oder den Kopf, der andere den Unterkörper. Dadurch entsteht eine möglichst groß umfassende Gebärde. Beim Heranholen der Arme greifen diese wie in einen Kräftestrom, der sich um den Körper herum verdichtet. Wie ein hüllender Mantel wird diese Gebärde empfunden.
Der entstandene Innenraum ist nach außen hin abgeschirmt und geschützt. In der Bewegung drückt sich Geborgenheit aus, in der sich wärmende, liebevolle Kräfte entwickeln können. Es ist eine Bewegung, durch die ich mir selbst Schutz aufbaue, in der ich mir selbst liebende Hülle bin. Es ist die Gebärde der Liebe überhaupt.
Das B ist wie eine zweite Haut, die ich mir bilde, indem ich eingreife in die aufbauenden Kräfte, die das Leben mir bietet. Je voller und mächtiger die Bewegung hineingreift in den Kraftstrom, desto stärker wird die Wahrnehmung der Umhüllung und der dadurch ermöglichten Selbstentfaltung sein.
Wir brauchen zu unserer Selbstentfaltung eine Hülle, deren Durchlässigkeit wir selbst zu bestimmen in der Lage sind. Nicht „Dickfelligkeit“ ist damit gemeint, sondern die Kraft, sich willentlich abzuschirmen, sich, wenn es nottut, ein „dickes Fell“ zu schaffen. Sind wir zu „dünnhäutig“ und geht uns alles „unter die Haut“, so wird unser innerster Lebensraum allzu leicht verletzt.
Unser Leib aber ist die äußere Hülle für diesen Lebensraum. Um diese Schutzhülle unbeschadet zur Verfügung zu haben, benötigen wir nicht nur die Fähigkeit des Ergreifens, sondern auch des Erkennens der aufbauenden Kräfte, die uns aus der Welt entgegenkommen.

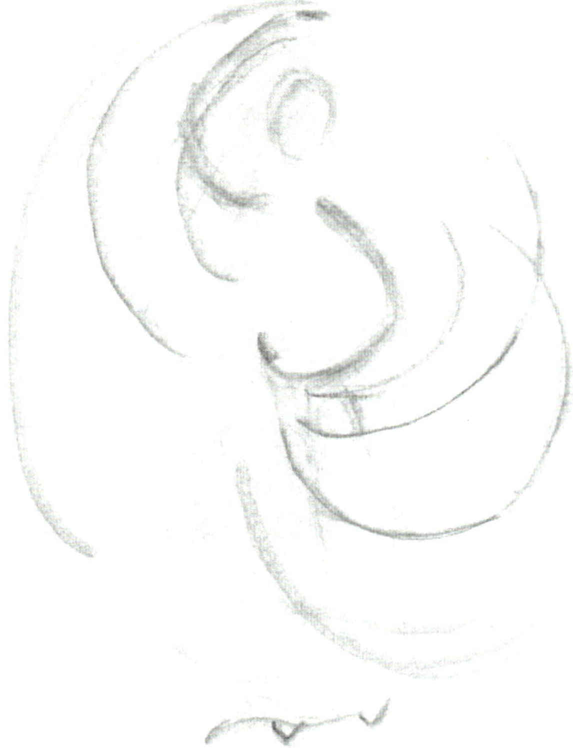

B

Nur im Interesse, in liebevoller Hinwendung erwächst uns ein Unterscheidungsvermögen zwischen aufbauenden und zerstörenden Kräften. Alles, was wir liebend und mit positiven Empfindungen ergreifen können, baut eine „Burg der Geborgenheit“ um uns auf. Dieses liebevolle Sich-selbst-Umhüllen macht es dann wiederum möglich, die Welt und damit den anderen, das Du, mit in unsere Liebe einzubeziehen.
Wenn wir in uns selbst Geborgenheit fühlen, können wir Geborgenheit und Liebe verschenken, ohne durch allzu große Nähe Verletzungen oder durch einseitige Verausgabung unserer Kräfte Überforderungen befürchten zu müssen.
In der Gebärde des B wird das Aufbauen der liebevoll bergenden Kräfte erlebbar.

**Geborgenheit, die das Selbst sich erbaut, das ist das B.**

*Zum Üben:*

Ich bin geborgen in meinem Leib.
Ich bin geborgen im Leben.
Ich bin geborgen in Liebe.
Ich bin geborgen in mir selbst.

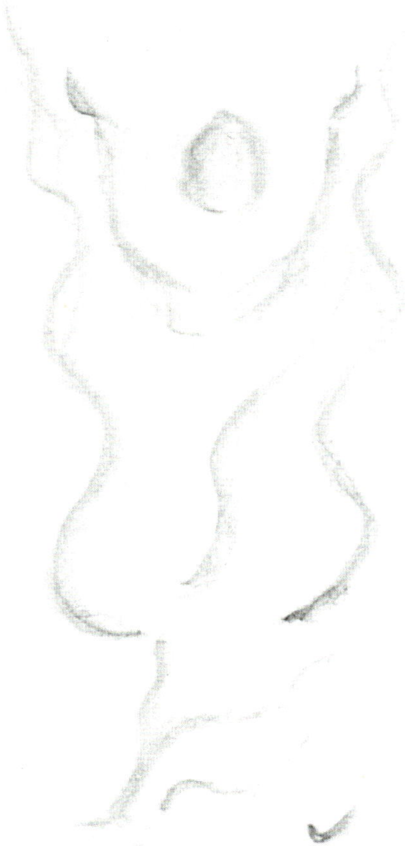

C

## Das C bläst Schweres in die Leichte

(Das **C** ist eigentlich ein stimmloses **S** oder ein **Z**. Während das stimmhafte **S** noch stark gebunden ist an die Schwere, da es von weit hinten im Kehlkopf tönt, scheint das stimmlose **S** der Artikulationsstelle, allerdings der härtesten, die wir haben, nämlich den Zähnen, leicht zu entfliehen. In unserer Sprache ist das **C** meist ersetzt durch das **Z** – siehe dort.)
Mit nach oben gewandten Handflächen führen Arme und Hände eine wellig wehende Bewegung von unten nach oben aus, dabei ein Leichterwerden ausdrückend. Die Hände greifen nach unten in die Tiefe und heben durch die impulsierende Armbewegung die Gestalt in die Höhe. Nicht nur die Arme, sondern der ganze Körper wird in die Leichte getragen empfunden, als wenn eine der Schwerkraft entgegengesetzte Bewegung ihn ergriffen hätte. Die Füße scheinen sich vom Boden zu lösen. Die schwingende, nach oben strebende Kraft, die um die Gestalt herum gefühlt wird, teilt sich dieser bis in die Wirbelsäule mit. Fast erscheint die Bewegung selbst wie eine luftig nachgestaltete Wirbelsäule.
Alles Starre und Unbewegliche, das häufig zu einem steifen Rücken und zu dem Gefühl lähmender Schwere führt, wird in dieser zart wellenden Bewegung gelöst, nicht ohne allerdings zunächst den Widerstand des Körpers mit einem heftigen Stoß zu durchdringen. Die Stoßkraft, ja das fast Explosive des C kommen hier deutlich zum Ausdruck.

Jedes Festhalten an Fundamenten und Grundsätzen gibt uns zum einen Sicherheit, aber auf der anderen Seite entstehen auch Bindungen, die wir als Starre und Belastung empfinden können. Wenn wir diese Bindungen, wie Normen, Gesetze, Pflichten und Weltanschauungen, nicht mehr in die Leichtigkeit des Geistigen erheben können, so ziehen sie uns allzu schnell in die Schwere und Starre des Materiellen, in den Starrsinn. Allerdings sollte die Tendenz in die Leichte auch nicht so stark werden, daß sie uns aus der notwendigen körperlichen „Festigkeit“ herauszieht und

wir aus dem Materiellen, aus dem Alltag und aus den Pflichten fliehen. Die Leichtigkeit der Bewegung wird nur im Zusammenhang mit der Schwere sinnvoll.
In der Gebärde des C wird Lastendes von Aufstrebendem, Erstarrtes von Beweglichem ergriffen.

**Der Schwere sich entreißende Gestaltungskraft ist das C.**

*Zum Üben:*

Alles Lastende hebe ich aus mir heraus.
Ich hebe mich in die Leichte im Tanz.
Durch Überwindung meiner Starre
finde ich die Beweglichkeit des Geistes.

## Das D deutet auf die Dinge und bedeutet diesen ihren Ort

(Siehe auch **T**, das ein verstärktes **D** ist)
Die Arme führen eine willensbetonte Streckung aus, wobei die Finger eine weisende Haltung annehmen. Dieses Deuten wird wie in der alltäglichen Bewegung des Hindeutens bis in die Fingerspitzen gefühlt. Wenn das D nach unten geführt wird, geht das Deutende ins Drängende, Drückende über, und dabei übernimmt die ganze Hand mit nach unten gerichteten Handflächen diese drückende, lastende Gebärde. Der Fuß steht mit Nachdruck auf dem Boden, und der Rücken strafft sich in der Gegenbewegung zur Gebärde der Arme. Besonders stark zu empfinden ist diese Gegenkraft im Rücken bei der nach unten durch die Gestalt hindurchdrängenden Bewegung.
Indem ich auf etwas hindeute, setze ich mich mit diesem auseinander. Ich schaffe eine ordnende Beziehung zu meiner Umwelt, wenn ich das Gegenüber als Objekt oder als Du deute. Zugleich erlebe ich mich als distanziert von der Welt, sei es von Dingen, Ereignissen oder von meinen Mitmenschen, indem ich auf sie zu deuten vermag. Beim Hinweisen auf die Umwelt trete ich selbst ein wenig zurück, gehe weg von den Dingen und lasse mich nicht vereinnahmen, so dass die Distanzierung zugleich eine starke Ichwahrnehmung hervorruft. Dieses Sich-nicht-vereinnahmen-Lassen drückt sich in der Gebärde durch den gestrafften Rücken und die betont gegen den Boden drängenden Füße aus.
Innere Festigkeit und sicheres Stehvermögen werden geradezu herausgefordert. Würde der Rücken nachgeben, so käme das Bedrückende einseitig zum Ausdruck, es würde mich niederdrücken, bleibe ich jedoch „standhaft“, so dränge ich Bedrückendes aus meinem Inneren heraus, ich halte ihm stand.
Halten wir zu wenig Distanz von der Welt und lassen uns zu leicht von allem und jedem beeindrucken, so verlieren wir die Möglich-

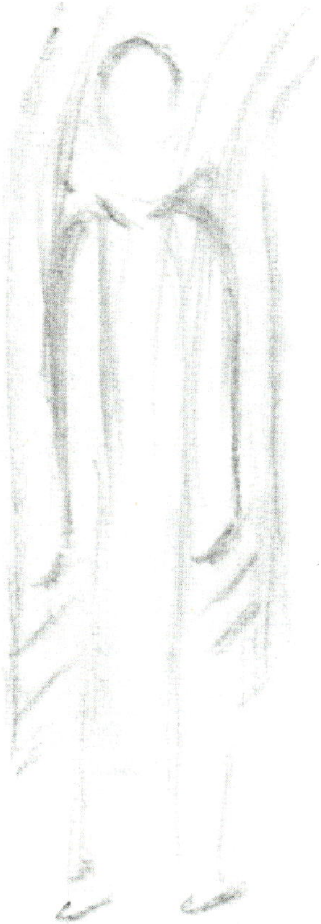

D

keit, zwischen Bedeutendem und Unbedeutendem zu unterscheiden; sind wir wiederum zu weit weg von den Dingen, zu wenig interessiert am „Du“, wird uns alles sehr schnell bedeutungslos werden, und die Distanz macht uns isoliert und einsam.
Wenn wir die Dinge ordnend deuten können, ist es uns möglich, „über den Dingen zu stehen“. Nicht die Welt bedrängt uns, sondern wir schaffen es, uns zu distanzieren, indem wir ihr deutend und bedeutend gegenübertreten. Die Welt wird als das Gegenüber, der andere Mensch als Du wahrgenommen und im Verhältnis zu uns selbst eingeordnet, ohne dass wir uns in unserem Ich bedrängt fühlen.
In der Gebärde des D kommt dieses distanzbewahrende Hinweisen zum Ausdruck.

**Ein ordnendes Hindeuten auf ein Du, das ist das D.**

*Zum Üben:*

Durch mich deute ich die Dinge der Welt.
Ich durchdringe mich mit Erdenkraft.
Ordnend durchdringe ich mein Dasein.
Bedrückendes dränge ich aus meinem Innern.
Bedrängendes drücke ich zur Erde.

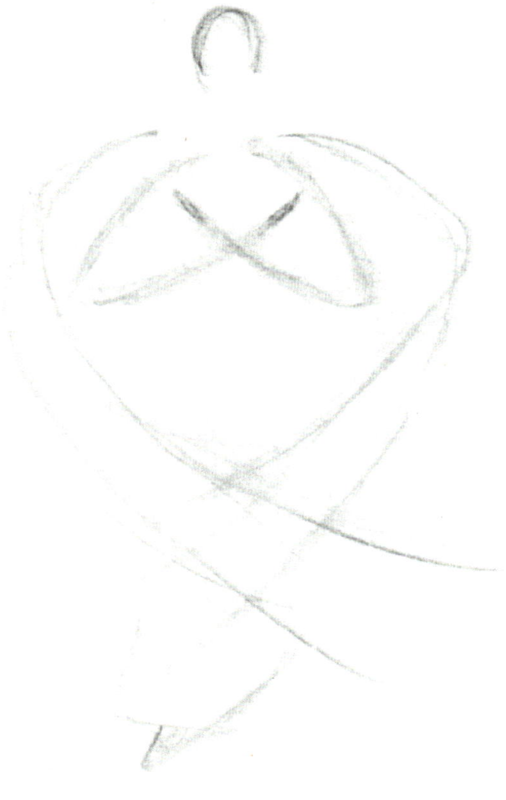

E

## Im E stellt der Mensch sich gegen die Welt

Die Arme werden so gekreuzt, dass sie fest aufeinanderliegen. Mit bewusst geführter Heftigkeit und Entschlossenheit stoßen sie aus entgegengesetzten Richtungen aufeinander. Jeder Arm drückt mit gleicher Kraft gegen den anderen Arm. An Stelle der Berührung wird die Auseinandersetzung der Kräfte körperlich, fast schmerzlich bewusst, Außen und Innen prallen aufeinander. Entschieden, ja kämpferisch grenzen die Arme Innen- und Außenwelt voneinander ab. Wie zwei Schwerter, die zur Verteidigung dienen, so drückt die Bewegung der gekreuzten Arme eine wache Abwehr aus.

Je näher und heftiger die Außenwelt herankommt, desto stärker müssen unsere Kräfte von innen dagegenwirken, um uns im Gleichgewicht zu halten. Damit ist allerdings nicht gemeint, sich die Welt in jedem Fall so weit wie möglich „vom Leibe" zu halten; denn halte ich sie aus Angst ständig fern, so kann ich sie nicht erleben, so hat sie keinen Zugang zu mir und ich selbst genauso wenig zu ihr. Reifen können wir nur in und an der Welt.

Es sollten uns die Dinge von außen aber weder überwältigen, noch sollte uns eine Abwehrhaltung aus Angst vor Verletzungen derart beengen, dass wir an unser Ego wie gefesselt bleiben. Nur in der Auseinandersetzung, in der Konfrontation mit der Welt kann ich mich selbst erleben und erkennen. Weil es aber so nötig ist, sich mit der Welt auseinanderzusetzen, brauchen wir die Fähigkeit, uns jederzeit gegen diese abzugrenzen.

Der Mensch begegnet der Welt im Denken und Erkennen. Dem Denken und Erkennen liegt der Prozess der Auseinandersetzung zugrunde. Wir stoßen auf die Dinge mit unserer Wahrnehmung und müssen sie, um sie zu erkennen, aus der zu engen Verschmelzung mit uns selbst herauslösen. Wir benötigen Abstand, um die Welt zu sehen, und wiederum Nähe, um sie mit uns zu verbinden. Das Gleichgewicht zwischen Nähe und Ferne lässt die Erkenntnis der Welt erst zu.

Das schmerzliche Erleben, das Sich-Stoßen an der Welt, kann dann zu gesteigerter Verletzbarkeit führen, wenn wir unser Selbst nicht in gleichem Maße zu stärken verstehen. Wir benötigen eine genaue Kenntnis unserer Kräfte, um zu wissen, wie viel wir uns zumuten können an Konfrontation. Doch jeder weiß auch aus eigener Erfahrung, dass eine durchgehaltene Konfrontation die Eigenkräfte zu stärken vermag und dass das Selbstwertgefühl gerade in der Auseinandersetzung mit der Welt wächst. Wir benötigen den Wechsel, uns einerseits den Dingen zu stellen, der Welt zu begegnen, andererseits Grenzen zu ziehen, uns selbst zu begegnen.
In der Gebärde des E wird diese Fähigkeit der lebendigen Abwehr des Menschen gegenüber der Welt erübt.

**Selbst gegen Welt, dafür steht das E.**

*Zum Üben:*

Ich stelle mich gegen die Welt.
Ich erkenne die Welt.
Ich erkenne mich selbst.
Lebendig begegnen sich Welt und Selbst im Menschen.

## Das F fliegt von einem Punkt zum anderen

(Siehe auch **V** und **W**.)
Die Arme werden eng an den Brustkorb herangezogen. Mit einem luftig empfundenen Stoß schnellt die Bewegung nach vorne. Der Stoß setzt vor dem Brustkorb mit nach vorn weisenden Fingerspitzen an und reißt, wie aus dem Innern kommend, die Arme, ja sogar den Oberkörper mit in die beabsichtigte Richtung. Die Füße verlagern ihr Gewicht auf die Zehenspitzen, halten aber das körperliche Gleichgewicht.
Die Bewegung ruft das Gefühl der Freude und der Befreiung hervor. Freudig und furchtlos „fliegt" die Bewegung aus meinem Inneren. Der andere, das Gegenüber, soll von mir, von meinem Inneren, von meinen Gefühlen, von meinem Wissen erfahren. Ich selbst fühle mich dadurch befreit. Ich bin nicht durch Zwänge an mich selbst gebunden, sondern habe die Freiheit, meinen Standpunkt jederzeit zu verlassen, ohne dabei völlig den Halt und die Bodenhaftung zu verlieren.
Dieser Halt drückt sich aus in dem Verhältnis zwischen Stoßkraft und Standhaftigkeit des Körpers. Ich lasse mich gerade so weit mitreißen, wie die Bewegung von mir im Gleichgewicht gehalten werden kann. Auch wenn die Füße auf die Zehenspitzen gehen, geben die Beine durch die gespannte Haltung das Gleichgewicht und ermöglichen – trotz der in die Ferne flüchtenden Fliehkraft der Armbewegung – die nötige Sicherheit.
Jedes Aus-sich-Herausgehen ist immer ein Wagnis und bedarf, soll es das Freiheitsgefühl entwickeln, besonderer Erdfestigkeit. Wenn wir von einer Erfahrung zur nächsten fliegen, ohne unser Inneres immer wieder neu zu befragen, welches eigentlich der Wert und die Wirkungen der Ereignisse auf uns sind, dann werden wir eher flatterhaft von diesem zu jenem eilen, aber kaum das Gefühl wirklicher Freiheit erleben. Freiheit verleiht uns wohl „Flügel", die uns befähigen, weit hinaus uns aufzuschwingen, aber sie setzt das Wissen um die Gebundenheit unseres Wesens voraus.

F

Der Funke der Freiheit kann von uns zu einer Flamme entfacht werden, in der wir völlig verbrennen oder aus der wir wie ein Phönix aus der Asche hervortreten. Im „Verbrennungsprozess unserer Erfahrungen“ finden wir dann zu uns selbst zurück, wenn wir die uns eigene Freiheit erfassen.
Das Gefühl der Freiheit, das sich so herrlich im Bild des frei fliegenden Vogels verlebendigt, wird in der Gebärde des F erlebbar.

**Freiheit, die sich selbst zurückzuhalten weiß, ist das F.**

*Zum Üben:*

Ich finde Freiheit.
Ich finde Freude.
Ich erfahre die Welt.
Freiheit im Denken,
Freude im Fühlen,
Feuer im Wollen.

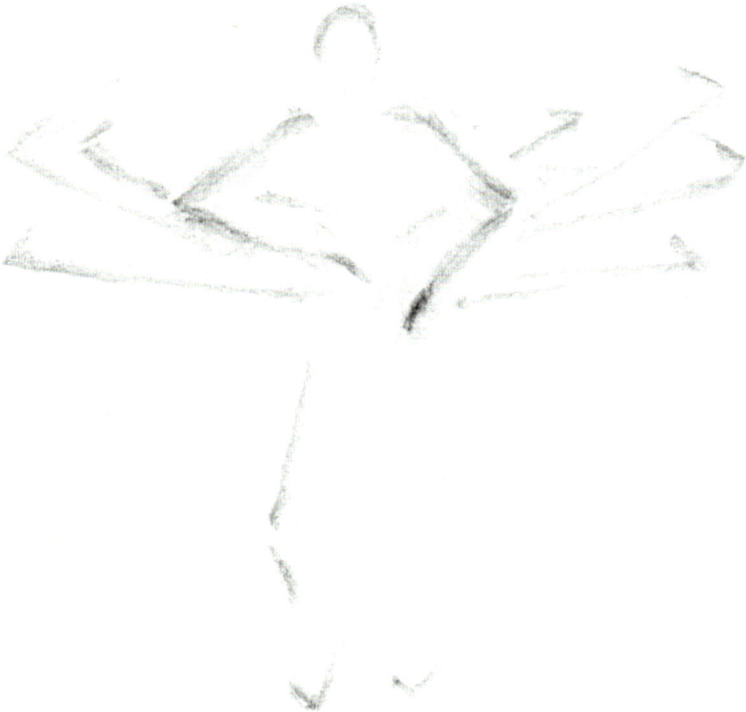

G

## Das G schiebt etwas aus dem Weg

(Siehe auch **K**, das ein verstärktes **G** ist.)
Die Arme werden vor der Brust mit den Handflächen nach außen und mit angewinkelten Ellenbogen angehoben. Hände und Unterarme, bis hin zu den Ellenbogen, drängen mit langsam wachsender Kraft wie gegen einen beengenden Widerstand. Dieser wird allmählich zu den Seiten weggedrängt und gibt einen Weg frei. Je weiter sich die Arme öffnen, desto befreiter empfinde ich den Raum vor mir, desto freier wird mein Gesichtsfeld, so als hätte mir vorher ein dichter Vorhang oder gar eine Wand diese Möglichkeit verstellt. Durch das Wegschieben von Hindernissen wird der Raum für mich überhaupt erst existent und das Betreten neuer Räume zu einer weiteren Herausforderung meiner Kräfte.
Wie oft erleben wir – wollen wir einen neuen Schritt in Unbekanntes wagen – dass Hindernisse uns den Weg verstellen. Wir müssen sie selbst mit aller Kraft, ja Gewalt zur Seite räumen. Unsere eigene Angst ist es meist, die uns hindert, Begrenzungen zu sprengen, obwohl wir uns längst über deren Beengung im klaren sind. Wir selbst stehen uns dann als Hindernis wie eine Wand im Wege. Wir können erst die Schwellen zu Unbekanntem, Neuem übertreten, wenn Schwellenängste unseren Schritt nicht mehr halten.
Durch die Anstrengungen, die wir Widerständen entgegenzusetzen lernen, können wir diejenige Kraft entwickeln, auf die es in unserer Entwicklung ankommt. Es ist die Fähigkeit, sich unseren eigenen innersten Bedrängnissen und Begrenzungen zu widersetzen, sie Stück für Stück aus dem Wege zu räumen. So birgt jede Auseinandersetzung, jedes Hindernis, jede Krankheit auch zugleich diese Möglichkeit der Kraftentfaltung unseres inneren Menschen, wenn wir es schaffen können, die Herausforderungen anzunehmen und unseren Weg dennoch unbeirrt zu gehen.
Derjenige, der die Kraft aufbringt, seinen eigenen Weg zu gehen, läuft aber zugleich Gefahr, einen rücksichtslosen Egoismus zu entwickeln. Wenn die „Ellenbogen“ allzu hart gegen die Umwelt

eingesetzt werden, und alles wahllos beiseite geschoben wird, was den eigenen Interessen entgegensteht, so empfinden wir diese Haltung zu Recht unangenehm egozentrisch. Wir müssen herausfinden, wann wir energisch gegen etwas angehen sollten und wann eine nachgiebige Haltung der angemessenere Weg ist. Einen „gesunden“ Egoismus benötigen wir jedoch alle, wollen wir unseren eigenen Weg finden und gehen können.
In der Gebärde des G werden das Wegdrängen jeglicher Beengung und der dadurch möglich gewordene weiterführende Schritt sichtbar.

**Grenzerweiterung, die gegen die Enge kämpft, das ist das G.**

*Zum Üben:*

Ich dränge alles Enge von mir.
Ich dränge alle Ängste von mir.
Ich dränge alle Begrenzungen weg von mir.
Ich gehe meinen eigenen Weg.
Es gibt keine Grenzen für den Geist.

## Das H haucht heftig an

Hände und Arme werden in einer engen Ballung so an den Körper gezogen, dass Brustkorb und Rücken dieser Bewegung durch eine leicht nach vorne gerichtete Beugung nachgeben. Mit Schwung und fast explosiver Heftigkeit werden die Arme dann in die Höhe geworfen und lösen den Körper aus der Ballung. Die impulsierende Kraft hat ihr Zentrum zwischen den Schulterblättern im Rücken. Durch das Hinaufschleudern der Arme entsteht das Gefühl von Leichte und Schwerelosigkeit. Die Füße gehen auf die Zehenspitzen, und der Rücken geht in eine möglichst locker empfundene Streckung. Leicht und wehend sollte die Bewegung sich von innen nach außen fortsetzen, ohne ihren Ursprung, die Mitte, zu der sie wie im Pendelschlag zurückschwingt, als Haltepunkt ganz zu verlieren.

Das schönste H haben wir im Lachen. Eine ebensolche stoßartige Befreiung der Empfindungen, ja das Hinausschleudern alles Belastenden und Niederdrückenden liegt der H-Gebärde zugrunde. Das H bewegt sich zwischen den Polen des Ballens und Lösens, zwischen verkrampfender Härte und harmonischer Heiterkeit.
Aber gerade am Lachen können wir sehr gut erleben, wie jede Empfindung, wenn sie ins Extreme übergeht, sich in ihr Gegenteil verwandeln kann. Wie leicht schlägt übersteigertes Lachen in Verkrampfung und Hysterie um. Jede Einseitigkeit und Übertreibung wirft uns aus dem inneren Gleichgewicht und bringt Disharmonie zum Ausdruck. Das richtige Standvermögen und das „Halten der eigenen Mitte" als innerer Ruhepol sind daher nicht nur bei der Bewegung des H, sondern bei allen eurythmischen Bewegungen ein so zentrales Anliegen.
Wenn in uns Spannungen überhandnehmen, so verkrampft und verhärtet sich nicht nur unser Seelisches, sondern in der Folge auch unser Körper. Jede Spannung, soll sie nicht physischen und psychischen Schaden anrichten, bedarf einer entsprechenden Lösung.

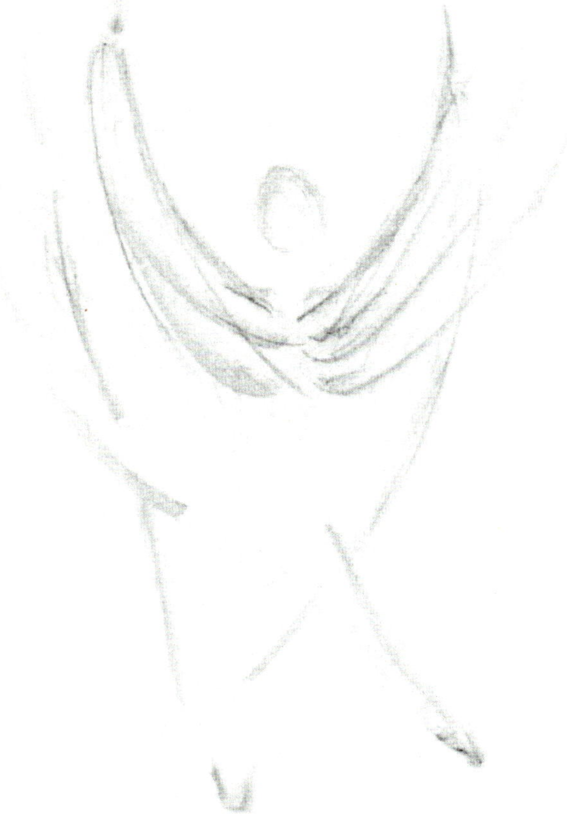

H

Da wir nicht davon ausgehen können, ein Leben zu finden, das ohne Spannungen und Härten ist, benötigen wir die Fähigkeit des Auflösens. Doch kann auch dieses Schaden anrichten, wenn es übertrieben wird und uns dadurch aus dem Gleichgewicht bringt – wie am Beispiel des Lachens schon gezeigt wurde.
Wir müssen immer wieder zu unserer Mitte zurück, sozusagen „zurückpendeln“ zum Ausgangspunkt des Moments, wenn wir nicht atemlos und haltlos werden wollen. Halten wir jedoch zu sehr an uns selbst fest, so wird dem „Pendelschlag“ die Kraft der befreienden Heiterkeit fehlen. Das „Hin und Her“, der rechte Wechsel zwischen Halten und Heiterkeit führt zur heilenden Harmonie.
In der Gebärde des H wird ein körperhaftes Lachen erübt, das, ähnlich wie das seelenbefreiende Lachen, Harmonie in uns herzustellen vermag.

**Heiterkeit in Harmonie mit sich selbst, das ist das H.**

*Zum Üben:*

Alles Verhärtende schleudere ich aus mir heraus.
Alles Verkrampfende löst die Heiterkeit.
Ich halte in meinen Händen mein Heil und meine Harmonie.
Meine Haut sei eine durchlässige Hülle.

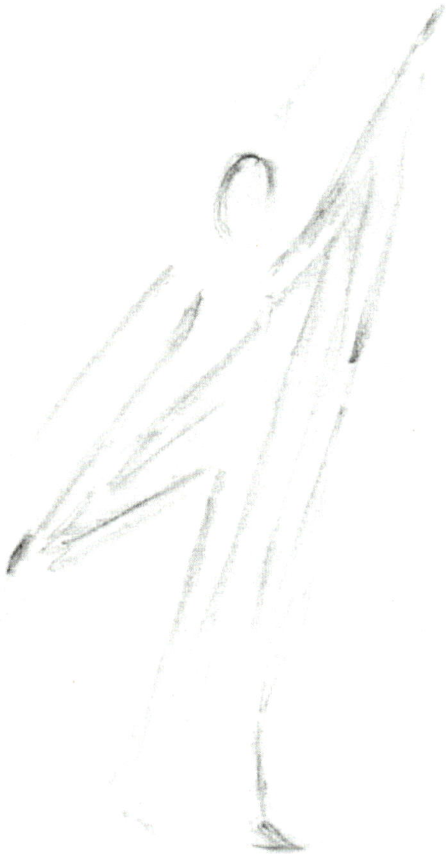

I

## Im I steht der Mensch sicher in sich

Die Arme werden in entgegengesetzte Richtungen gestreckt, der eine Arm weist zielstrebig nach oben, der andere wie in der Verlängerung des obigen nach unten. Rücken und Beine werden durch die auseinanderziehende Streckung der Arme in eine aufs äußerste gestraffte Aufrichte gebracht, wodurch das Gefühl der Ichbetonung, das Gefühl innerer Sicherheit und Stärke, entsteht. Besonderen Nachdruck erfährt die willensbetonte Sicherheit durch den energisch vorgesetzten Fuß. Während der obere Arm wie auf ein Ziel hinweisend empfunden wird, drückt der untere die Verankerung, aber auch die Durchdringung der Schwere aus.
In diesem Kräfteverhältnis zwischen Oben und Unten, zwischen Licht und Finsternis, wird der Mittelpunkt, mein eigener Mittelpunkt, den wir im Herz-Lungen-Raum empfinden, aktiviert. Je stärker diese polaren Kräfte mich auseinanderziehen, desto stärker muss mein Mittelpunkt, mein Ich, arbeiten, um diese Pole zusammenzuhalten. Je sicherer ich mir andererseits meiner Ich-Kräfte bin, desto weiter kann ich es wagen, mich hinauszustrecken. Weder Höhe noch Tiefe gewinnt dann die Überhand über meine Innenkraft.

In der Gebärde des I sollte die innere Spannung, die zwischen den beiden gestreckten Armen liegt und sich in der Haltung des Körpers widerspiegelt, nicht statisch empfunden werden, auch wenn die Bewegung äußerlich fertig erscheint. Die Freude an diesem Ich-Gefühl ist kein Dauerzustand, sondern bleibt, wenn sie lebendig erlebt wird, jeden Moment ein Kampf gegen die Einseitigkeiten, zu denen wir immer wieder neigen.
Menschen, die in ihrem Ich-Gefühl zu stark in die Höhe streben, erleben wir als überheblich, sie haben sich wie über ihren Mittelpunkt hinausgehoben, und diejenigen, die zu stark von der Tiefe angezogen werden, haben eine zu geringe Selbsteinschätzung, sie kennen die Kraft ihres Ich zu wenig. Unsere Selbstsicherheit können wir nur gewinnen im Erfahren beider polarer Kräfte, ohne

dabei aber von dem einen oder anderen Pol zu sehr angezogen oder gar zwischen den Anziehungskräften beider Richtungen zerrissen zu werden. Beides würde zu einer Schwächung, ja zum Verlust der Mitte führen.
Der ichbezogene Selbstgenuss im Sieghaften und die Vernichtungstendenz des Verfinsterten finden in der I-Gebärde zum Ausgleich.[11]

**Aus der Mitte hinausstrahlende Ich-Kraft, das ist das I.**

*Zum Üben:*

Ich finde mein Ziel.
Ich bin sicher in mir.
Ich finde mich zwischen Licht und Finsternis.
Ich bin in meiner Mitte.
Ich bin ich.
Ich behaupte mich im Ich.

---

[11] Da beim Erüben dieser Bewegung sehr oft die Erinnerung an den „Hitler-Gruß" wachgerufen wird, sei hier kurz darauf eingegangen. Sicher ist es kein Zufall, dass diese Haltung von Hitler gewählt wurde. Die Kraft, die von der Gebärde ausgeht, wurde gezielt ausgenutzt. Jeder einzelne durfte sich als Individualität gestärkt fühlen, sofern er sein Ich unter die Ziele des Führers stellte. Die ich-betonte Bewegung zielte ja immer auf letzteren. Der Arm wurde ja auch nicht ganz in die Höhe, sondern zum Führer hin gereckt. Hier wird hier deutlich, wie eine Bewegung pervertiert und im Negativen benutzt werden kann.

## Das J gleitet ins Leichte

(Das **J** liegt phonetisch nah beim **I**, aber auch beim stimmlosen **CH.**)
Die Verwandtschaft zum I wird in der Bewegung sichtbar Wie beim I endet die Bewegung in der Streckung eines Armes, aber so, als wenn die Handfläche dabei wie suchend über einen Gegenstand gleitet. Nicht die Streckung ist das Entscheidende dieser Gebärde, sondern das gleitende nach oben Schnellen mit nach außen tastender Handfläche. Der untere Arm, der beim I die Spannung erzeugt und das Gleichgewicht bestimmt, verliert hier an Bedeutung. Mit leichtem Druck schnellt der Arm aus der an den Körper gezogenen Haltung in die Höhe und entreißt sich gänzlich der Schwere, lässt die Schwere vom Körper wie abgleiten. Freude und Jubel bringen sich so zum Ausdruck.
Das J ist eine ganz ins Lichte gezogene I-Gebärde, die nicht so sehr die eigene Mitte sucht, sondern diese eher einen Moment in der bejahenden Wahrnehmung des Gegenüber aufgibt. Indem wir ja sagen, fühlen wir uns hinübergezogen zu dem Bejahten, dem wir uns vorher aber wie tastend genähert haben.
An dieser Stelle soll nicht weiter auf die Lautbewegung eingegangen werden, da diese in der Heileurythmie keine Rolle spielt. Allerdings lässt sich die Gebärde bei besonderen Schwierigkeiten mit der I-Gestaltung vorbereitend durchaus einsetzen.

*Zum Üben:*

Jubelnd sage ich ja zur Welt.
Ja sage ich zu mir.

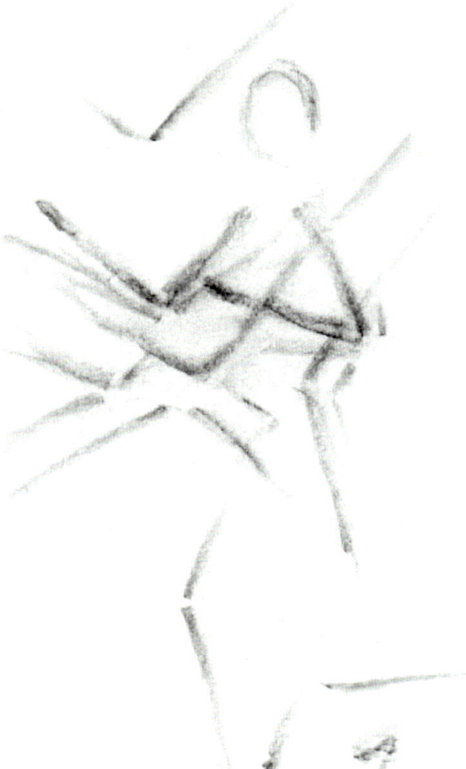

K

## Das K schlägt kraftvoll in etwas ein

(Vergleiche **G**, das ein stimmhaftes, weicheres **K** ist.)
Beide Arme holen zu einem gezielten Schlag von oben nach unten aus, der insbesondere von den angewinkelten Unterarmen und den zueinandergewandten Händen ausgeführt wird. Die schmalen Seiten der Hände und Unterarme zeigen in die Bewegungsrichtung nach unten. Dadurch gewinnt die ohnehin heftige Bewegung an Stoßkraft, und es entsteht die Empfindung, als werde die Luft mit Kraft entzweit. Sehr deutlich wird hier, welch eine entscheidende Rolle die Hände spielen und wie viel Ausdruckskraft in ihnen verborgen liegt. Ganz plötzlich wird der Stoß angehalten, als kämen die Hände an einen materiellen Widerstand. Der Körper muss den Schlag gut abfedern. Die bis in die Knochen erlebbare Stoßkraft dieser Bewegung fordert meine Standhaftigkeit als Gegenkraft heraus. Im Moment des Aufschlages – das Bild des Schlagens auf einen Amboss kann hier hilfreich sein – brauche ich viel Spannkraft von den Füßen über den Rücken bis hinauf in den Kopf, um die eigene Kraft nicht zerstörend auf mich selbst gerichtet zu sehen.
Wir benötigen diese durchtrennende Kraft in der Auseinandersetzung mit der Materie; denn diese bleibt für uns undurchdringlich, undurchschaubar, solange wir sie nicht in ihre Bestandteile zu zerlegen verstehen. Dies gilt sowohl für die physische Auseinandersetzung mit Materie (z. B. den Verdauungsvorgang) als auch für die seelische und geistige.
Unser Denken durchdringt die Dinge, indem es Einheitliches entzweit, und zugleich fordert es von uns Standfestigkeit, nämlich die Sicherheit, das „Zerstückelte“ wie von oben mit klarem Kopf zu betrachten. Ein „Problem knacken“, sei es geistiger oder seelischer Natur, heißt ja: „seine harte Schale“, seine Undurchdringlichkeit zu zerstören. Gelingt es uns nicht, ein Problem, das uns belastet, zu lösen, so hält es uns gefangen, wie „eingekerkert“, und wird uns unter Umständen wie ein „Stein im Magen liegen“. Einen solchen „Stein“ zu zerstören benötigt Kräfte. Die-

se Zerstörungskräfte gezielt einzusetzen bedarf einer besonders gut kontrollierten Tatkraft. Weder ein Zuviel noch ein Zuwenig kann uns zuträglich sein.
In jedem Willensimpuls liegt die Schlagkraft, die im K zum Ausdruck kommt. Um etwas tun zu können, müssen wir zunächst verschiedene Zustandsmöglichkeiten voneinander trennen können. Jeder Tat geht die Wahrnehmung zweier oder mehrerer Möglichkeiten voraus. Je klarer dieses erfolgt ist, desto entschiedener können unsere Kräfte eingesetzt werden. Weder werden wir dann unsere Kräfte überschätzen noch die an uns gestellten Anforderungen, und damit unsere Entschlusskraft schwächen. Im Tätigsein sowohl des Denkens als auch des Handelns wird unsere Kraft in der Auseinandersetzung mit dem Gewicht der Materie gefordert.
Wird die Bewegung zu hart, so wird sie zur Selbstzerstörung, wird sie zu zaghaft, so fehlt ihr die Kraft zur Tat.
In der Gebärde des K wird kämpferische, kontrollierte Kraft sichtbar.

**Durchdringungskraft, die vor Zerstörung nicht zurückschreckt, liegt im K.**

*Zum Üben:*

Ich kann, weil ich will.
Ich kann, weil die Kraft meines Körpers in mir wirkt.
Ich kann, weil mein Denken mein Handeln lenkt.
Ich kämpfe gegen Krankes in mir.
Ich erstarke im Kampf gegen alles Kranke.
In meinem Kopf lebe klares Denken.
In meinem Körper lebe kraftvolles Handeln.

## Im L lebt der Prozeß des Entstehens und Vergehens

Beide Hände greifen, mit den Fingerspitzen zueinandergewandt, von den Seiten her nach unten und heben sich langsam, so als müssten sie eine schwere Last mitnehmen. Arme und Hände sind dabei leicht gerundet, als bildeten sie ein Gefäß zum Wasser-Schöpfen. Während die Bewegung nach oben strebt, weicht die Schwerkraft allmählich der Kraft des Aufstrebens, der Kraft des Lichten.

Wie die Pflanze ihre Säfte gegen die Erdschwere hinaufträgt, angezogen vom Licht, sich dabei aufrichtet und zur Blüte entfaltet, so entwickelt sich die Gebärde des L. Hände und Arme steigen in fließend sich drehender Bewegung nach oben, bis sie über dem Kopf sich weit öffnen. Der Höhepunkt der Bewegungsentfaltung, wie es bei der Pflanze der Blüte entspricht, wird von Licht und Wärme durchflutet empfunden.

Dann fällt die Bewegung in großem Bogen, zu den Seiten auseinanderstrebend, nach unten. Es löst sich alle Spannung aus der Gebärde, was durch die nach unten weich geöffneten Hände zum Ausdruck kommt. Im lockeren Nachlassen findet die Bewegung zu ihrem Anfangspunkt zurück. Dieses Loslassen, ja „Welken" der Gebärde führt in eine Phase der Ruhe, aus der heraus ein neuer Entstehungsprozess beginnen kann.

Während die Bewegung von der Schwere in die Leichte entwickelt wird, entsteht eine in der Mitte vorgestellte Aufrichte, die sich gut bis in die Füße festigen sollte, die sich, um im Bild der Pflanze zu bleiben, desto stärker „verwurzeln" muss, je weiter hinauf die Gebärde wächst und je größer die „Blüte" oder gar „Baumkrone" in ihrer Entfaltung empfunden wird.

Im lebendigen Wechsel von „Stirb und Werde" erfahren wir ein Wachsen unserer Lebenskräfte. Wir können nichts halten, was dem Prozess des Lebens angehört, aber wir können bewusst an der Gestaltung des Entstehens und Vergehens mitwirken. Wir können an den eigenen Lebensquellen gestalten und in den Ver-

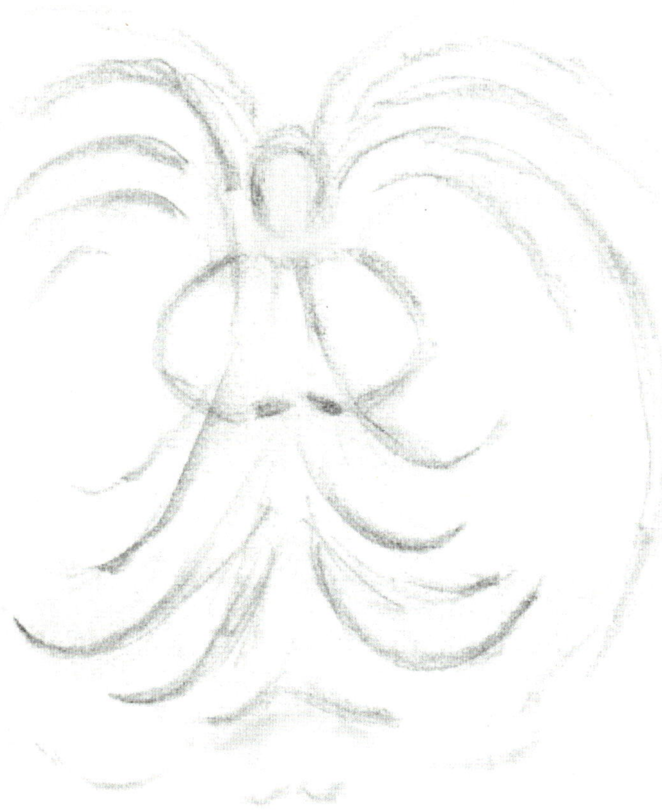

L

wandlungsprozess mit eingreifen und dabei erleben, wie gerade im Nachlassen, im Sich-Lösen schaffende Kräfte auf uns zurückkommen, die uns mit Liebe und neuen Lebenskräften erfüllen.
Keine Phase eines lebendigen Prozesses sollte von uns festgehalten oder vernachlässigt werden, jede hat ihre eigene Bedeutung, immer hängt die eine mit der anderen zusammen. Wenn wir uns zu sehr in das Schwere-Überwindende, das Schaffende, in unserem Leben stürzen, so werden wir die „Entfaltung der Blüte", das Schöne, gar nicht mehr genießen können. Wir erleben zu sehr die Mühe und verpassen das Schöne. Dieses allein aber ist es, was uns unser Leben lieben lassen kann. Und wie sollten wir dann zu einem Loslassen kommen, wenn wir das Gefühl haben, noch gar nicht wirklich zur Entfaltung gekommen zu sein, noch gar nicht das Leben wirklich ausgekostet zu haben, das Leben und sich selbst noch gar nicht geliebt zu haben?
Flüchten wir jedoch nur in die Leichte, in den Genuss oder den schönen Schein und vernachlässigen die Verwandlung des Schweren, so werden unsere schöpferischen Quellen versiegen, wir werden „entwurzelt" in die Illusion entgleiten und diese mit allen Mitteln festzuhalten trachten. Auch hier finden wir nicht zum gewollten Loslassen.
Ohne das Loslassen fehlt uns aber die kraftspendende Ruhepause, die sich so wunderbar urbildhaft im Samen, der in der Erde liegt, darlebt. Dieses Loslassen und Zur-Ruhe-Kommen sind der Kraft-Quell zu neuem Gestalten. Entstehen, Erblühen und Vergehen sind die Phasen jeder Entwicklung im Leben.
In der Gebärde des L erleben wir das Verwandlungsgesetz, das allem Leben zugrunde liegt.

**Quellende Lebenskraft, die gestaltenden Willen birgt, ist das L.**

*Zum Üben:*

Lebenskräfte, Liebeskräfte, Lichteskräfte
wandeln alles Leben.
Aus der Schwere in die Leichte,
aus der Erde in das Licht
löst sich alles Leben.
Ich gestalte mein Leben in Liebe.
Ich lasse los im Vertrauen auf Liebe.
Liebeskräfte mögen mich durchleben.
Liebeskräfte mögen mich verwandeln.
Mein Lebensbaum umhülle mich mit Lichtkräften.

## Das M schmiegt sich an

Die Arme werden mit nach außen gewandten Handflächen vom Brustraum aus nach vorne geführt, so als legten sie sich auf einen tragenden Luftstrom. Der Oberkörper und der Kopf lassen sich ein wenig mitziehen in die ins Horizontale strebende Richtung. Langsam neigen sich die Handflächen nach unten und lassen so die Bewegung ohne schiebenden Druck über die Arme und die Hände hinaus in die Weite schwingen. Einen Moment verharren die Arme in dieser Haltung, um dann mit nach innen gewandten Händen zum Körper zurückgeführt zu werden. Die Bewegung kommt vor dem Brustraum zur Ruhe, und der um Arme und Hände empfundene Bewegungsstrom wird vom Körper aufgenommen.

Der eigene Atem wird in dieser Bewegung erlebt, aber auch die Übereinstimmung mit dem Atem der Welt, mit den rhythmischen Schwingungen, in denen wir leben. Alles Rhythmische ist das Urbild dieser Bewegung. Harmonisch schmiegt sich die Gebärde in den gleichmäßigen Wechsel von Ausatmen und Einatmen, von Außen-Sein und Innen-Sein. Beim Hinausgehen verliere ich mich ein wenig im Strom der Außenwelt, werde selber zu einem Teil Strömendes. In ruhig atmendem Zeitmaß vollzieht sich das Hin- und Herschwingen, einmal die Grenzen des Außen berührend, das andere Mal ganz dem Inneren zugewandt. Da Kopf, Oberkörper und Beine mit in die Bewegung einbezogen sind, werden auch hier wieder das Gleichgewichtsgefühl und der innere Halt gefordert. Abgeben und Aufnehmen sollten sich die Waage halten.

Die Bewegung des M wird auch mit beiden Armen gegenläufig ausgeführt. Während der eine Arm in die Weite geht, wird der andere auf den Brustraum zugeführt. Erst wenn beide Schwingungen gleichzeitig erfolgen, ist die Gebärde in ihrer Ur-Form. Es geht bei dieser Bewegung nicht nur um das Nachvollziehen des Atems, sondern um das Gleichgewicht zwischen Außen und Innen, wie es im Lebendigen überall gleichzeitig vorhanden ist.

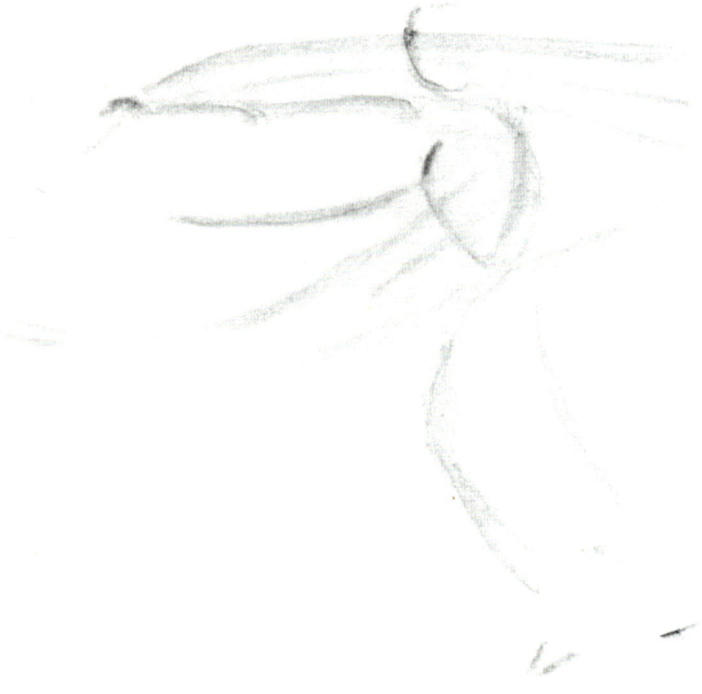

M

Das Verstehen der Welt ist nur in einem solchen Gleichgewicht möglich. Indem wir uns hinausbegeben und, von Sympathie durchdrungen, mitschwingen und dann das Erfahrene verinnerlichen, leben wir im Wechsel von Außen und Innen. Wie leicht werden wir hineingezogen in den Strudel der Ereignisse und verlieren uns im Außen, dabei unsere Kräfte über das Maß erschöpfend, oder aber die Ereignisse gleiten an uns vorbei, ohne das sie uns innerlich erreichen. Das eine Mal verausgaben wir uns und verlieren unseren Mittelpunkt, und das andere Mal fühlen wir uns nicht einbezogen, wir empfinden uns wie mit „leeren Händen" und leiden unter dem Gefühl des Mangels. In dem einen Prozess sind wir wie ausatmend, in dem anderen wie ständig einatmend. In Harmonie mit uns und der Welt fühlen wir uns erst im Wechsel von Weltverbundenheit und Innenbezogenheit.
Das Maßhalten-Können zwischen Außer-sich-Sein und In-sich-Sein in harmonischem Gleichgewicht meiner Mitte, das wird in der Gebärde des M geübt.

**Sympathie zwischen Mensch und Umwelt ist das M.**

*Zum Üben:*

Ich atme mich aus in die Welt.
Ich atme die Welt ein in mich.
Im Geben und Nehmen finde ich meine Mitte.
Harmonie des Kosmos atme in mir.
Ich bin Mensch im Gleichmaß zwischen außen und innen.

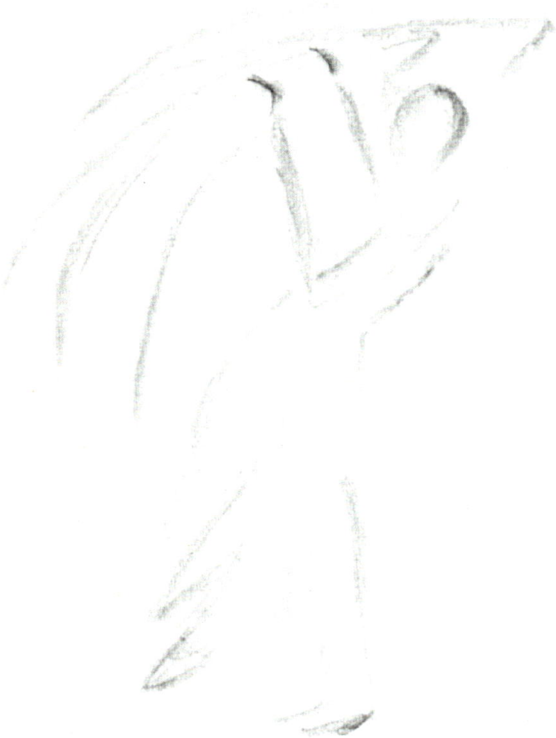

**N**

## Das N nähert und entzieht sich

Mit vorsichtig hinaustastenden Fingerspitzen werden die Hände auf etwas zubewegt und plötzlich sehr heftig zurückgezogen, als wenn sie etwas Unangenehmes berührt hätten. Die vortastende Bewegung wird eher langsam und zögernd ausgeführt, eine Hand ist dabei aktiver, die andere, das Zögernde noch verstärkend, bleibt ein wenig zurück. Die zurückschnellende Bewegung ist so heftig, dass durch sie auch der Körper nach rückwärts mitgerissen wird in eine abwehrende Haltung. Der Kopf wird betont nach hinten erhoben und ein Fuß energisch nach hinten gestellt.
Ein neugieriges Berühren von etwas Unbekanntem, von dem ich fast erschrocken zurückweiche, drückt sich in der Bewegung aus. Es ist eine Neugierde, der immer ein wenig Angst innewohnt, deren Grundhaltung eher negativ ist, in jedem Moment zum Rückzug bereit. Während im M eine positive Zuwendung zur Welt mitschwingt, herrscht im N das Negative, das Nein zur Umwelt, vor.
Die Gebärde des N führt aber zugleich zu dem Erlebnis einer starken Selbstbehauptung. An der Entwicklung des Kindes können wir den Zusammenhang von Nein-Sagen und Selbstbehauptung gut erkennen. Nein-Sagen und Ich-Sagen hängen unmittelbar miteinander zusammen, denn die so notwendige kindliche Trotzphase mit seinem ständigen „Nein“ ist ja nichts anderes als die Erprobung der aufkeimenden Selbstbehauptungskräfte. Der Kopf wird dabei nach hinten geworfen und stolz erhoben, und nicht selten wird die Willenskraft durch das Aufstampfen der Füße betont. Das Kind erprobt den Widerstand voll Neugierde und mit allen seinen negativen Folgen voller Lust und mit wachsender Kraft. Seine Standfestigkeit übt sich am Widerstand.
Uns Erwachsenen geht oft die Fähigkeit, zur rechten Zeit nein zu sagen, verloren. Wenn wir uns aber nicht willentlich mit einem energischen Nein zurückziehen können, bleiben wir in Abhängigkeit von der Umwelt und werden unsere Möglichkeit der Selbstbehauptung schwächen. Selbstbehauptung heißt wortge-

mäß, unser Selbst im Haupt, nämlich im Denken, entdecken. Die Stärke zum Nein-Sagen gehört zum menschlichen Denken, denn erkennen und denken können wir nur die Dinge, denen wir als Selbst gegenüberstehen und denen gegenüber wir die Freiheit haben, zwischen Ja und Nein zu entscheiden.
Das Sich-Annähern und Sich-Distanzieren, das Ja und Nein, gehören zu unserer Welterfahrung, die um so reicher sein wird, je bewusster und unerschrockener wir beides handhaben. Sowohl die Fähigkeit der immer wieder gewagten Annäherung – trotz negativer Erfahrungen – als auch die Fähigkeit, unsere Eigenwelt zu erhalten – trotz des Sogs der Anforderungen oder Ablenkungen – müssen von uns gleichermaßen entwickelt werden.
Wer sich auf seine Kraft des Nein-sagen-Könnens verlassen kann, kann sich auch getrost der Welt und ihren Anforderungen, allem Neuen zuwenden. Nicht-nein-sagen-Können heißt eben nicht positive Bejahung der Welt, sondern es bedeutet Unterwerfung gegenüber den Ansprüchen der Welt, die uns mehr und mehr unserer Freiheit berauben und uns dadurch ängstigen müssen.
Sind wir allerdings „ewige Verneiner", so verlieren wir die Berührung mit der Welt und isolieren uns allmählich in einer derart negativen Haltung, die sich zuletzt gegen uns selbst richten würde. Die Fähigkeit, im rechten Moment das „Nein" zur Verfügung zu haben, gibt uns zugleich die Kraft, die Angst vor der Welt zu überwinden und innere Eigenständigkeit zu bewahren.
In der Gebärde des N drückt sich das Nicht-wollen-Können aus.

**Sich-Entziehen aus innerer Stärke, das ist das N.**

*Zum Üben:*

Jedes Nein führt ins Nichts.
Jedes Nein führt ins Sein.
Ich bin Mensch zwischen Ja und Nein.
Im Nein lebt das Ja zu mir selbst.

## Im O weitet sich der Mensch, die Welt umfassend

Arme und Hände bilden eine geschlossene Rundung, mit den Handflächen nach innen weisend. Das Gefühl der Wärme erfüllt den umfassten Innenraum. Diese Wärme, die liebevollen Handlungen eigen ist, wird von einem Mittelpunkt ausgehend empfunden. Ich selbst bin dieser Mittelpunkt und weite mich über meine physische Beengung hinaus, wie eine Lichtquelle nach allen Seiten hin ausstrahlend. Eine Licht-Wärme-Kugel entsteht um mich herum, deren Begrenzung die Arme bilden. In dieser Hülle halte ich einen Teil der Welt umschlossen, dem ich Liebe und Wärme entgegenbringe.

Wird die Gebärde um den Kopf herum gebildet, so sollte stärker das Lichte empfunden werden, während das nach unten geführte O mehr in das wärmende Element hineinführt.

Unser Kopf selbst bildet ein vollkommenes O. Wie mit unsichtbaren Händen umgreift er die durch die Sinneseindrücke hereingeholte Welt und verbindet sich mit ihr, indem er sie mit dem „Licht" des Erkennens und der Klarheit seines Denkens durchdringt.

In der vor dem Brustkorb gebildeten O-Gebärde, die den Herz-Lungen-Raum umschließt, sind Licht und Wärme gleichermaßen wirksam, hier strömen beide Elemente sich ausgleichend zusammen, sowohl das im Blut pulsierende Wärmeelement als auch das Licht-Luft-Element des Atems. Die nach unten geführte Gebärde umschließt den Bereich der organischen Wärme. In diesen Bereich gehören der physische Stoffaustausch, wie auch unsere willentliche Auseinandersetzung mit dem Stoff, wie sie in jedem Tätigsein zum Ausdruck kommt. All dies sind Wärmeprozesse. Wenn also die Gebärde wie eine Kugel um den Körper bewegt wird, so verändert sich in meiner Empfindung das sie gestaltende Element vom Lichten ins Wärmende.

Wie in einem Kokon nur unter der Einwirkung von Wärme ein Schmetterling sich entfalten kann, so wird auch unser „Kokon der

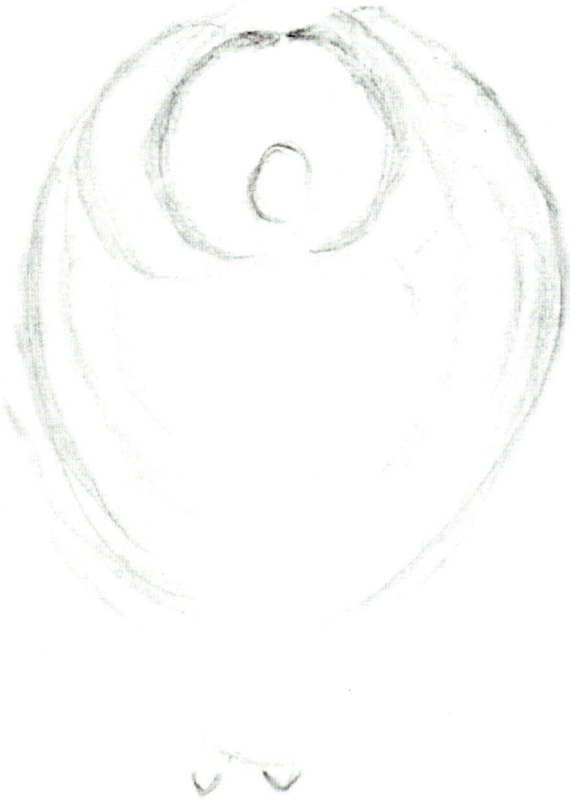

o

körperlichen Schwere“ nur durch innere Wärme und Liebe belebt. Wird aus dem verhärteten, verfinsterten „Kokon“ eine Licht-Wärme-Kugel, eine eigene Sonne, in der wir uns in uns selbst wohl fühlen, so werden uns „Flügel“ wachsen, die unsere Seele in die Welt hinaustragen, ohne dass sie Schaden nimmt.
Die Gebärde des O bringt Geschlossenheit zum Ausdruck, die der Harmonie von Seelischem und Physischem entspringt. Das Seelische entreißt sich der Schwere des Körperlichen, aber bleibt wie eine Licht-Aura mit diesem verbunden. Es löst sich nur insoweit, wie es bewusst vom Ich geführt werden kann.
Kommen Wärme und Willensimpulse zu stark zum Ausdruck, so können die Arme die Bewegung nicht recht begrenzen. Ein haltloses Überborden von Empfindungen, ein Verausgaben aller Energien zeigen sich darin. Werden hingegen zuwenig Wärme und Wohlwollen in uns aktiviert, so wird die Bewegung leer und hohl, sie erstarrt und wird wie tot. Wir werden dann in die Kälte und Starre der Materie hineingezogen, statt sie mit Wärme und Licht zu durchdringen und sich auf diese Weise mit ihr auseinandersetzen zu können.
Zwischen zu viel seelischer Wärme, die unbegrenzt wie wuchernd nach außen drängt, und verkrampfter, starrer Selbstumklammerung, die der physischen Schwere verfällt, wird eine harmonische, in sich geschlossene Bewegung wie ein „Born inneren Wohlgefühls“ gefunden. Ein Herausheben der Seele aus der Schwere in wohlwollende Harmonie wird in der Gebärde des O erübt.

**Wohlgefühl in Harmonie mit der Welt, das ist das O.**

*Zum Üben:*

Wohlgefühl durchströme mich.
Ich fühle Sonnenwärme in mir.
Mein Körper ist Harmonie.
Gott wohne in mir.
Licht und Wärme umschließen mich wie eine Sonne.

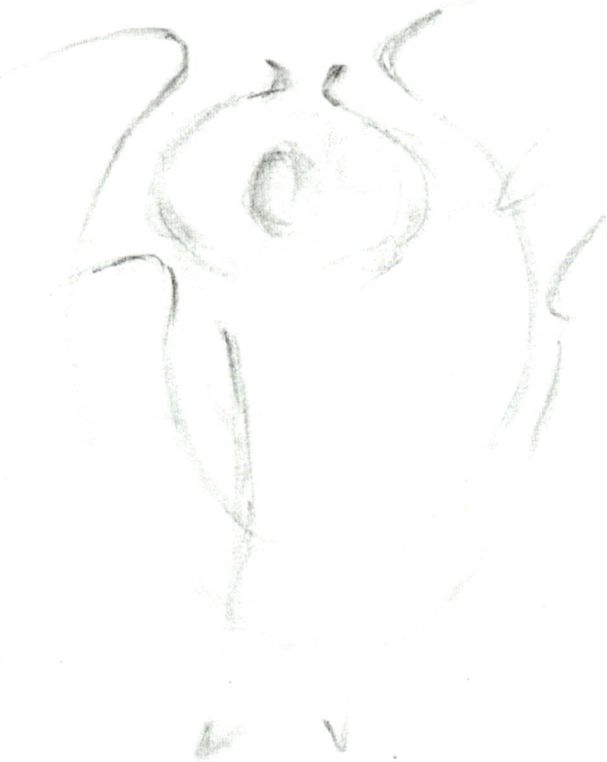

P

## Das P umhüllt prächtig

Das **P** ist ein verstärktes **B** (siehe dort).
Die Arme werden in weitem Bogen zu beiden Seiten mit nach unten gerichteten Handflächen bis über den Kopf geführt. Kurz bevor die Handrücken hart aufeinandertreffen würden, bleibt die Bewegung plötzlich stehen und schwingt dann wie abprallend leicht nach außen. Diese sich dem Körper nähernde und zurückschnellende Gebärde wiederholt sich einige Male, wobei die Bewegung dabei seitlich, nah an der Gestalt nach unten geführt wird.
Es entsteht nicht so sehr eine liebevoll bergende Gebärde, wie wir sie vom B kennen, sondern eher eine zur Abwehr übersteigerte Schutzhaltung. Es bleiben daher auch die Handflächen vom Körper abgewandt. Die Hülle ist stärker nach außen gerichtet und ist wie ein Panzer vorzustellen; allerdings ist hier eher an das Bild eines lebendigen, prächtigen Panzers als an einen kriegerischen zu denken.
Das Gefühl von Prachtentfaltung darf diese Bewegung begleiten. In der selbstgeschaffenen Umhüllung, ja „Umpanzerung", kann ich mich sicher und stolz entfalten. Je stärker die Armbewegung geführt wird, desto bewusster richtet sich der Rücken auf und gibt die gestraffte Haltung bis in den Kopf weiter.
Wenn wir die Attacken der heutigen Umwelt auf unsere Sinne ansehen, so kann uns das Bild eines organisch-lebendigen Panzers, der unser Inneres schützt, durchaus als angemessen scheinen. Ohne einen solchen Schutzpanzer werden gerade empfindsame Menschen ständig leiden und mehr und mehr Schwächungen erfahren, Schwächungen, die sowohl unser Seelisches als auch zuletzt das Physische angreifen werden. Statt unseren Körper wie einen „prächtigen Purpur" zu erleben, erleben wir ihn dann wie einen „zerrissenen Mantel", der uns nur mangelhaften Schutz bietet. Unser Körper selbst bildet eine Schutzhülle für unser Seelisches und Geistiges. Diese Hülle sollte kräftig und

zugleich empfindsam sein, weder eine zu schwache noch eine zu harte lassen die Entfaltung unseres Inneren zu.
Wird die Gebärde übertrieben, so gewinnt sie etwas Prahlerisches. Eitelkeit macht sich breit, wenn unser Selbstwertgefühl uns so sehr abschirmt, dass wir uns nicht mehr an der Außenwelt korrigieren können. Wird sie zu schwach, so fehlen die Kraft und das Selbstbewusstsein, einen schützenden „Panzer" zu bilden, gerade in den Momenten, in denen wir ihn benötigen würden.
In der Gebärde des P wird die Kräftigung einer nicht ins Starre verfallenden Umhüllung erlebbar.

**Selbstbehauptung, die sich zu schützen weiß, ist das P.**

*Zum Üben:*

Ich panzere meinen Körper gegen die Einflüsse der Welt.
Ich entfalte die Pracht meines Selbstbewusstseins.
Wie ein prächtiger Purpur umschließt mich mein Körper.

## Das R rollt in fortwährender Regsamkeit

Beim Sprechen wird das R an unterschiedlichen Stellen des Mundbereichs artikuliert. Es wird zur Zungenspitze hin luftig und leicht und zum Gaumen schwerer und fester.
In der eurythmischen Gestaltung wird dieser Unterschied sichtbar, indem die eine Bewegung lockerer und mehr um den Atemraum herum gestaltet wird und die andere mit dem ganzen Körper bis hinunter in die Beine gehend. Die Grundbewegung bleibt aber für beide dieselbe.
Die Arme führen eine kreisende Bewegung aus, als wenn sie ein Rad vor sich herrollen wollten. Sie werden parallel und sehr nah am Körper, wie mit schiebenden Händen an der Wirbelsäule hinaufgleitend, von unten nach oben geführt. Der Rücken biegt sich dabei soweit wie möglich nach hinten, der Bewegung der Arme folgend. Über dem Kopf neigen sich die Handflächen und Arme nach unten und beschreiben einen weiten Bogen von oben nach unten. Wie bergabstürzend rundet sich der Rücken mit nach vorne.
Der Körper selbst wird als Rad empfunden, die Arme als anstoßende an der Peripherie impulsierende Kraft, die aber zugleich auch der Rundung mitangehören. Der Kopf taucht ein in die sich wiederholende Rollbewegung. Oben und unten lösen sich auf, Anfang und Ende werden eins. Die Bewegung erhält eine Eigendynamik wie ein einmal in Schwung gesetztes Rad. Leicht und luftig erfasst dieses Rad meinen Körper. Die Abwärtsbewegung entwickelt schon die Kraft der Aufwärtsbewegung.
Jedes Kreisen birgt die Gefahr des geistlosen Wiederholens, des ständigen Rotierens, aber es hat auch die Möglichkeit, die Dinge von allen Seiten zu sehen, sie zu umkreisen. Bei diesem Umkreisen müssen wir unseren Standpunkt immer wieder aufs neue suchen, was unsere innere Regsamkeit und Lebendigkeit herausfordert und anregt.
Wenn wir den Kreis nicht als ausgetretene Bahn, sondern jeden neuen als eine Steigerung des vorhergehenden verstehen, so fin-

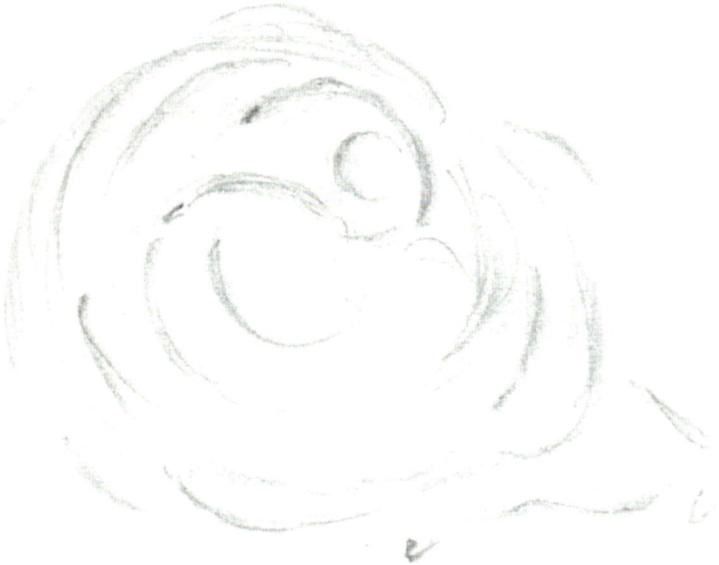

R

den wir in der Bewegung das Urbild jeder Entwicklung, die Spirale. In ihr wird das Gesetz alles Lebendigen deutlich, dass nämlich durch das Element der Zeit das Gesetz der Wiederholung, wie es im Räumlichen herrscht, aufgehoben wird und an seine Stelle die Verwandlung, die Weiterentwicklung, tritt.
Wir können uns nur weiterentwickeln, wenn wir in rastloser Bewegung bleiben, wenn wir auf der Suche bleiben, ohne Angst davor zu haben, in die Irre zu geraten. Zugleich aber birgt diese Rastlosigkeit die Gefahr, in ein gehetztes Tun ohne Pause und Atem zu geraten. Trotz allen Suchens benötigen wir Ruhe und Überblick, wir benötigen den „rhythmischen Atem" des Kraft-Sammelns und Kraft-Verausgabens.
Wird aus dem rhythmisch geführten Rollen ein unkontrolliertes Rasen, dann ist die Bewegung nicht den Gestaltungskräften angepasst. Gerade weil die Aufrichte aufgegeben wird, muss die innere Haltekraft wachsen. Auch wenn der Kopf eintaucht in die Bewegung, darf der innere Überblick über den Ablauf nicht verlorengehen. Folgt die Abwärtsbewegung nicht einfach der Schwerkraft, sondern bleibt in jedem Moment das Gefühl der Bewegungsführung erhalten, dann verliert sich die Bewegung nicht in diesem Kreisen, und sie kann jederzeit willentlich verändert und aufgehalten werden.
Ein Sich-Hineinstürzen in die Welt, ohne in Atemlosigkeit und Unruhe zu geraten, ein Herausreißen alles Beharrenden aus meinem Innern, ohne dabei den Halt zu verlieren, das vermittelt uns die Gebärde des R.

**Rastlose Regsamkeit, die der Ruhe entreißt, ist das R.**

*Zum Üben:*

Ich drehe und rege mich.
Im rhythmischen Wechsel entreiße ich mich der Trägheit.
Ich entreiße mich der Schwere der Erde.
Rastlos durchdringe ich meinen Körper mit Regsamkeit.
Ruhe und Regsamkeit wechseln in mir.

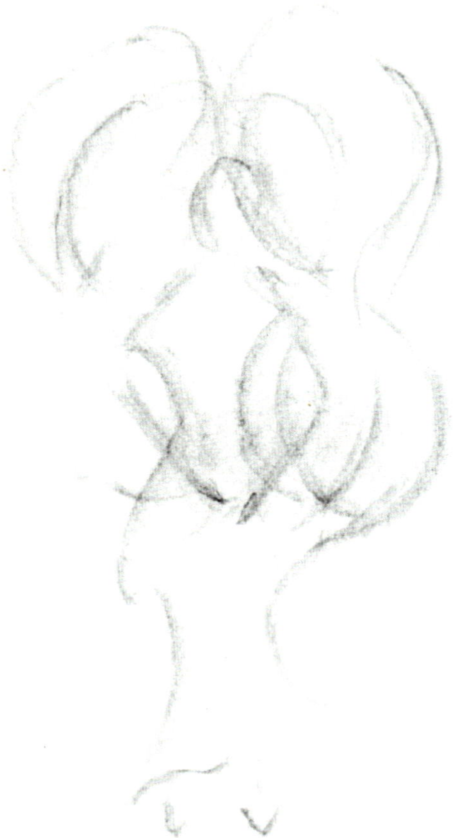

**S**

## Das S stürzt ins Chaos

Das stimmlose **S** ist dem **C** verwandt (siehe dort). Es ist luftiger und leichter als das stimmhafte **S**. Dieses ist fester und durchdringt den Körper stärker, es wird wie gegen Widerstand in die Leichte entlassen. Da es enger gebunden ist an die Artikulationsstelle, erhält es auch in der eurythmischen Gestaltung mehr körperliche Schwere. Die Grundbewegung für beide Laute ist aber zunächst die gleiche.

Die Arme bilden eine sich schlängelnd fortlaufende Form von unten nach oben und von oben hinunter. Die Bewegung beider Arme verläuft spiegelbildlich zueinander, wobei die aufrechte Gestalt der Spiegelebene entspräche. Wenn der rechte Arm nach rechts außen einen Bogen bildet, so führt der linke gleichzeitig nach links außen, und so setzt sich die Bewegung von unten nach oben entlang einer Mittellinie in leichten Schwingungen im Wechsel von außen und innen fort und schwingt ebenso von oben nach unten zurück. Schultern, Arme und Hände werden soweit wie möglich in die Rundungen mit hineingenommen. Immer wird die Gebärde aus einer heftigen Beschleunigung wieder zur Ruhe zurückgeführt, dabei weist eine Hand zum Schluss wie beherrschend auf die andere.

Durch das rhythmisch wechselnde Auseinander- und Zusammenziehen der Armbewegung entsteht Spannung in der Mitte. Da diese Mitte meine eigene Gestalt ist, setzt sich die Spannung in ihrer auflösenden Dynamik in mir fort. Die ganze Gestalt wird wie mitgerissen in dieses Sich-lösen-Wollen, alles in mir schwingt in der Bewegung mit und löst sich aus der Sicherheit des festen Halts heraus. Da durch die Spiegelbildlichkeit die Mittellinie stark betont wird, gibt diese den Rückhalt. Die haltende Mitte sollte bis in den Rücken empfunden werden.

Ein zu starkes Sich-Lösen würde die Rückführung zur Ruhe, die das eigentliche Ziel der Gebärde ist, nicht mehr ermöglichen. Um etwas aber wirksam zur Ruhe zu bringen, muss das Unruhige zunächst begriffen, ja ergriffen werden; deshalb muss die Bewe-

gung durch die zur Auflösung, ja zum Chaos tendierende Unruhe hin-durch. Die Sicherheit der beherrschenden Gestaltungskräfte wird hierbei aber nie ganz aufgegeben.
Je sicherer wir uns selber sind, desto wagemutiger können wir uns auf Neues einlassen, desto freier können wir uns lösen von außer uns bestehenden Sicherheiten. Die wirkliche Selbstsicherheit ist niemals etwas Starres, sondern immer wieder neu zu Erwerbendes, sie ist diejenige Sicherheit, die sich immer wieder auf die Unsicherheit einlässt.
Überwältigt uns aber die Unsicherheit, lassen wir uns zu weit mitreißen, so können wir leicht aus dem Gleichgewicht geworfen werden und verlieren uns allzuleicht im Strudel neuer Ereignisse. Sind wir hingegen zu wenig bereit, uns auch auf Ungewisses einzulassen, sei es aus Angst oder aus Schwäche, so werden wir unsere Gestaltungsmöglichkeiten nicht ausschöpfen und allmählich immer weniger Zutrauen zu uns selbst entwickeln.
Bestehendes in die Auflösung, ja bis ins Chaos zu führen, um es gestaltend zu beherrschen, das wird in der Gebärde des S erlebbar.

**Gestaltungskraft, die das Starre löst, das ist das S.**

*Zum Üben:*

Ich siege durch Sicherheit
über das Chaos
in mir selbst.

## Das T trifft hart auf

Das **T** ist ein verstärktes **D** (siehe dort), in welchem das Hinweisende so stark wird, dass dieses wie ein harter Einschlag erfolgt. Das Aufeinandertreffen zweier Zustände rückt dabei stärker in das Bewusstsein.
Die Arme führen einen weiten Bogen zu beiden Seiten, von unten kommend, auf den Kopf zu. Die Hände betonen dabei die Gebärde des Heranholens, indem sie sich zunächst wie hinausgreifend öffnen und allmählich, entsprechend der nach oben geführten Armbewegung, zum Körper hinwenden. Über dem Kopf berühren sich die Fingerspitzen und fallen kräftig betont, wie auf das eigene Haupt tropfend, nach unten. Der von außen geholte Kräftestrom stülpt sich über dem Kopf nach innen und wird wie zu einem Strahl gebündelt, vom Kopf her die Gestalt durchdringend, empfunden. Wenn die Bewegung beim Auftreffen der Fingerspitzen mit einem Schlag zu Ende kommt, straffen sich Beine und Rückgrat bewusst der fallenden Handbewegung entgegen, um dem Einschlag standzuhalten. Vertrauen, ja Stolz auf die eigenen Innenkräfte, die der Herausforderung von außen trotzen, kommen in dieser Bewegung zum Ausdruck.
Jedem Tätigsein geht ein impulsierender Einschlag voran, der uns von einem Zustand zum anderen führt. Jedes Tätigsein birgt aber auch die Gefahr, entweder mit zuwenig Kraft oder zuviel ausgeführt zu werden, eben in die Trägheit zurückzufallen, oder mit zuviel Härte, sogar mit Gewalt ausgeführt zu werden. Unsere Kräfte müssen immer im Verhältnis stehen zu den Dingen, die wir tätigen wollen, sonst schaden wir uns selbst oder unserer Umwelt, in die wir eingreifen.
Im Tun verändern wir einen bestehenden Zustand, wir trennen uns von einem Standpunkt, um einen nächsten einzunehmen, sei es nun im nach außen sichtbaren Handeln oder im rein gedanklichen Tun. Immer aber müssen wir die Kraft aufbringen uns von etwas Bestehendem zu trennen, denn nach einer ausgeführten Tat ist ja der erreichte Zustand nicht mehr der vorhergehende. Je bes-

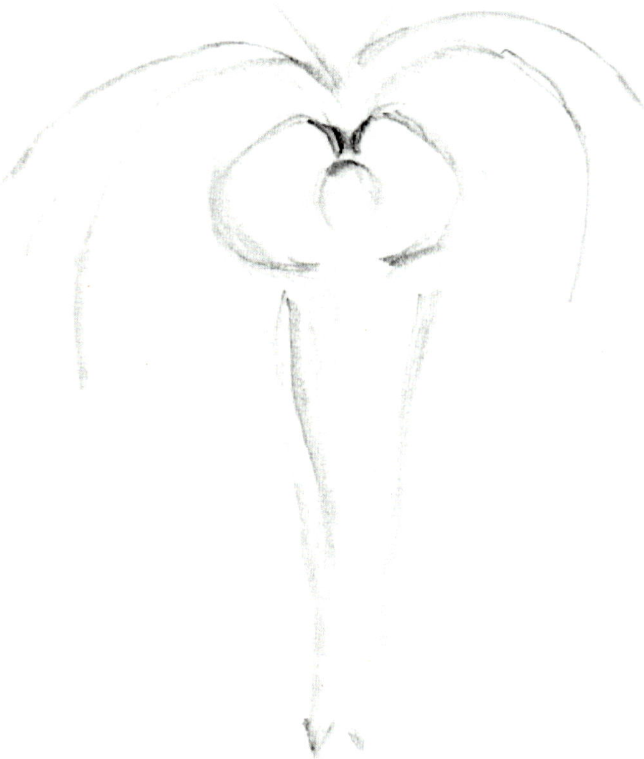

T

ser wir beide Zustandsformen erkennen, desto ausgewogener wird unser Handeln sein können. Der Impuls zu ausgewogenem Tun wird immer vom Geistigen, von der Begeisterung aus den Körper willentlich ergreifen. Sind wir „von Kopf bis Fuß" durchdrungen von unseren Impulsen, so setzen wir das in die Tat um, was wir geistig wirklich wollen.
Weder zu heftig noch zu weich sollte der Einschlag geführt werden. In einem zu weichen Einschlag drücken sich Müdigkeit und Antriebslosigkeit aus, in einem zu hart geführten zeigen sich unangemessene Tatimpulse, die die eigenen Innenkräfte zu ertöten drohen.
In der Gebärde des T wird der zur Tat weckende Einschlag vom Kopf her durch die aufrechte Gestalt erlebbar.

**Begeisterung, die zur Tat treibt, wirkt im T.**

*Zum Üben:*

Ich trage in mir Kraft.
Mut und Tatkraft tragen mich.
Jeder Schritt ist Tat.
Jeder gewollte Schritt ist bewusste Tat.
Jeder ausgewogene Schritt ist geistig geführte Tat.
Begeisterung durchdringe mich wie ein Lichtstrahl.

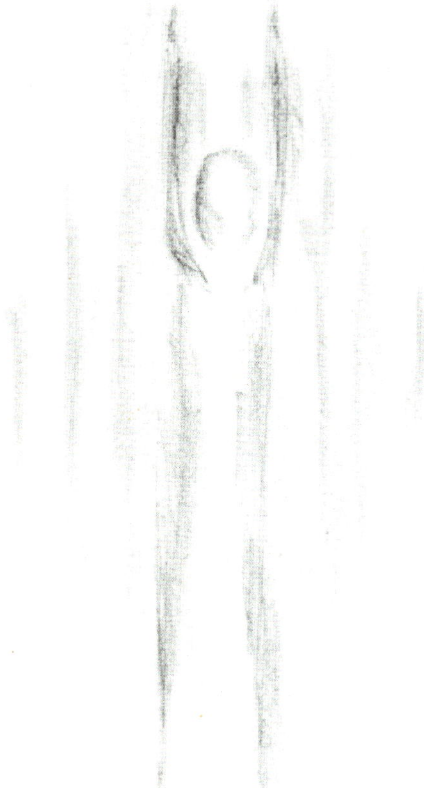

U

## Im U ahnt der Mensch seine Gebundenheit

Die Arme werden in sehr enger Parallelität in die Weite gestreckt. Die Handflächen weisen zueinander, was die Gebärde nach außen hin durch die Handrücken abgeschlossen erscheinen lässt. Diese strenge Haltung ruft eine bis ins Innere zu spürende Spannung hervor, die sich durch den Körper bis in die Beine fortsetzt. Die Beine stehen parallel nebeneinander und bilden dadurch ebenfalls ein U, ja die Parallele der Arme geht wie in diejenige der Beine über, so dass der gesamte Körper wie in einem Tunnel empfunden wird.

Aber jeder Tunnel hat einen, wenn auch noch so schmalen Freiraum und einen Endpunkt, einen fernen Lichtpunkt. So strebt die Gebärde des U wie zu einem fernen Punkt hin. Die Bewegung wird über die Hände hinausgehend empfunden. Dem Druck der Arme wird eine von innen nach außen dringende, in die Weite strebende Kraft entgegengesetzt, so dass die Arme ein wenig geöffnet bleiben.

Die Gebundenheit der Bewegung fordert das Streben nach Befreiung, die Empfindung der Verdichtung und Verdunkelung das Streben nach Licht heraus. Die in uns schlummernden Lichtkräfte werden aufgerufen, um sich suchend auf einen entfernten Lichtpunkt zuzubewegen. Die Dunkelheit und Furcht, in der wir uns wie eingekerkert erleben, aber auch die Sehnsucht, diesem Kerker suchend und mutig zu entfliehen, werden in der Gebärde zum Ausdruck gebracht.

In der U-Gebärde wird das Erleben der Dunkelheit, ja der physischen Beengung durch das gleichzeitige Lichtstreben erträglich. Es ist nicht die Flucht vor der Dunkelheit gemeint, sondern ihre Durchdringung. Wie in einen dunklen Brunnen steigen wir hinab in unsere körperliche Gebundenheit, um Licht in unser Unbewusstes zu bringen.

Wir erleben äußere Hemmnisse, zuweilen auch unseren Körper wie einen Kerker, der uns bindet und beengt. Wie oft fühlen wir uns in einem dunklen Tunnel, in dem wir unseren Weg nur noch

zu ahnen vermögen. Das Bewusstwerden der eigenen Eingeschlossenheit kann zu weiterer Verdunkelung oder aber zur Suche nach einem Ausweg führen. Die Sehnsucht, alles Dunkle in uns und um uns zu durchdringen, lebt wohl in jedem Menschen. Wird aber das Beengende und Bedrückende als zu stark empfunden, so fehlen uns häufig der Mut und das Vertrauen, die Suche durchzuhalten, und wir bleiben auf halbem Wege stecken. Wir bedürfen eines tief in uns wurzelnden, manches Mal vielleicht verschütteten Vertrauens, um unermüdlich die verdunkelnden Kräfte in unseren Daseinsempfindungen aufzulichten.
Eine zu gestrafft und beengt geführte Bewegung drückt das Übergewicht von Furcht und Bedrängnis aus, eine zu stark aus der Enge herausfliehende die Angst, sich mit dem Dunklen auseinanderzusetzen. Die eng gebundene Bewegung wird lebendig durch eine innerlich empfundene Lichtkraft.
Die Suche nach den in uns wurzelnden Kräften drückt sich aus im U.

**Ursprungssehnsucht, die im Unbewussten urständet, ist das U.**

*Zum Üben:*

Ich suche meinen Ursprung,
mein Ursprung sucht mich.
Ich durchdringe das Dunkel in mir.
Ich suche das Gute in mir.
Ich suche das Gute um mich.
Tief wurzele ich im Unbewussten,
sicher suche ich das Licht des Bewussten.

## Das V versetzt in Vibration

Das **V** ist klanglich entweder ein **F** oder ein **W**. Es ist ein Laut, der nicht so festgelegt scheint und bis hin zum Klang des **B** verändert wird. (Im Spanischen z. B. gibt es keinen hörbaren Unterschied zwischen den beiden Lauten **B** und **V**, und auch im Sprachvergleich zwischen Deutsch und Englisch fallen die Verschiebungen dieser beiden Laute auf: z. B. love/Liebe, give/geben.) In unserer Sprache ist die deutlichste Klanggleichheit mit dem **F** und **W** zu hören.
Dies drückt sich auch in der eurythmischen Bewegung aus, die wie eine kurz nach dem Entstehen angehaltene F- oder W-Gebärde gebildet wird. Die Arme holen in einem großen Bogen nach hinten aus und führen diesen über den Kopf hinweg nach vorne, langsam die Hände wie auf einen Gegenstand auflegend. Man könnte bildhaft den Unterschied zwischen der Gebärde des F und des V so charakterisieren, dass im F die Aktivität eines durch die Luft fliegenden Vogels, im V hingegen der Moment des vorsichtigen Aufsetzens nachzuempfinden wäre. Im W wiederum erleben wir stärker die weiche, schwingende Bewegung in die Weite, die im V nur im Ansatz angedeutet, dann aber wie zurückgehalten wird.
Es ist anzunehmen, dass das V in der deutschen Schrift im Laufe der Zeit verschwinden und durch das F ersetzt werden wird. Viele Sprachwissenschaftler schlagen dies heute vor.

Da in der Eurythmie immer vom Klang der Sprache, niemals von der Orthographie ausgegangen wird, kann in den meisten Wörtern das V als F oder W gestaltet werden. In der Heileurythmie findet die Bewegung des V kaum Verwendung, und daher erübrigt sich an dieser Stelle die weitere Beschäftigung mit der Gebärde des V.

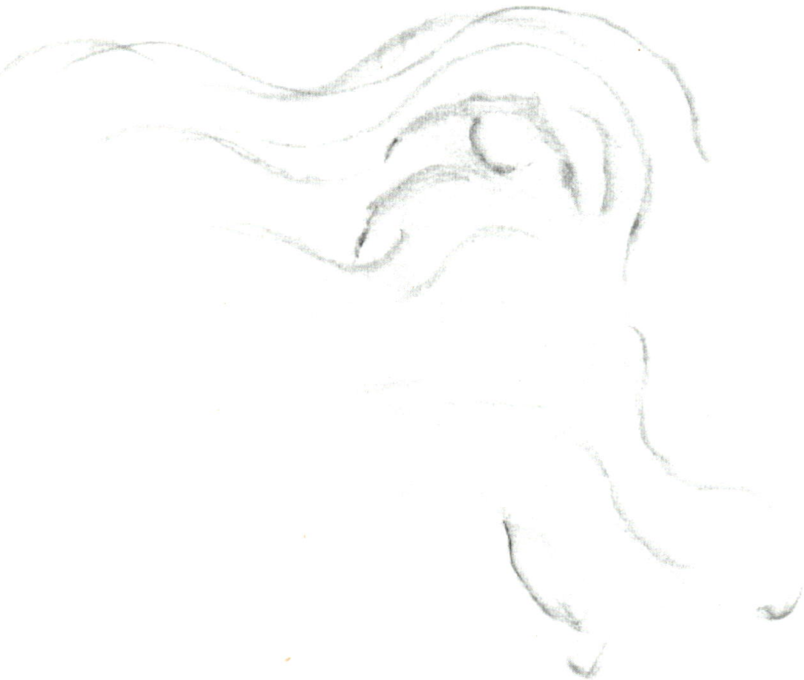

**W**

## Das W bewegt auf und ab

Beide Arme führen von hinten, über den Kopf greifend einen weiten Bogen aus, der sich nach vorne in eine Wellenbewegung ergießt. Der Kopf wird wie eingetaucht in die sich über ihn schwingende Armbewegung, die im rhythmischen Auf und Ab den Körper mitnimmt, so als wenn dieser sich auf eine Welle legen wollte, ja selbst ganz Welle würde. Die Gestalt schmiegt sich an den Bewegungsverlauf, der sich weich wiegend in die Weite verliert. Wie der Wind das Wasser in Wellen bewegt, so ist die Gebärde des W zugleich Wind und Wasser, sie ist bewegendes und bewegtes Element in einem.

Der Schwung der Bewegung muss in einem ausgewogenen Verhältnis stehen zu der Nachgiebigkeit meiner Gestalt. Ich brauche Vertrauen in meinen eigenen Halt, wenn ich mich so frei in den Raum hineinbewege, als könnte mich dieser tragen. Zunächst ist dies immer ein Wagnis, durch das aber das Vertrauen wächst, wenn die Bewegung gelingt.

Ausgewogenheit und Gleichgewicht lassen sich nur erwerben durch das Eintauchen in die Wogen der Ereignisse. Das Wasser gilt seit jeher als Symbol der Seele, in dessen Auf und Ab unser innerer Halt sich immer wieder aufs neue zu bewähren hat und in dessen wunderbarer Beweglichkeit die Chance der Verwandlung liegt. Das Wasser ist der große Verwandler, ob nun weich und wellend oder wild und wogend; ohne Wasser gäbe es keine Veränderung, kein Werden und Wachsen.

Jegliche Verhärtung wird durch stetige, gleichmäßig wiederkehrende Schwingung in Bewegung und zur Auflösung gebracht. Wird dieser Prozess willentlich gesteuert, so werden wir nicht in die Gefahr der völligen Auflösung und Orientierungslosigkeit geraten. Solange wir das „Steuer auf den Wogen“ fest in der Hand behalten, werden wir auf die Richtung, die unser „Lebensschiff“ nimmt, immer einwirken können.

In der Gestaltung des W sind Wille und Weichheit miteinander verbunden. Ein zu heftig überschießender Wille, der nicht be-

wusst „gesteuert“ wird, zeigt sich in wilder, schwer zu haltender Bewegung. Eine zu zaghafte hingegen, die nicht die Tiefen und Höhen der Gebärde durchgestaltet, will sich nicht einlassen auf Verwandlungen, die das Leben bereithält.
In der Gebärde des W können wir erleben, wie das weich Bewegte durch den Willen verwandelte Formung erfährt.

**Verwandlungsfähigkeit, die werdend weiterwirkt, das ist das W.**

*Zum Üben:*

Mein Wesen ist Werden.
Mein Wesen ist Wandlung.
Mein Wesen wird Wahrheit.
Mein Wollen wirkt in der Welt.
Mein Wort bewirkt die Welt.
Mein Weg ist die Welt.

## Das Z entzweit Zusammenhängendes

Vom Klang her ist das **Z** ein stimmloses **S** (siehe dort), dem ein **T** vorangeht. Diese Verschmelzung von zwei Lauten zu einem führt zu einer Abwandlung der Bedeutung und ist nicht nur einfach ein Nacheinander beider Klänge. Beide Laute verändern sich in ihrer Färbung und gewinnen einen neuen Charakter. Das harte **T** gibt dem **S** eine heftige, scharfe Tönung.
In der Bewegung kommt der gestoßene Anklang des **T** in einer Veränderung der geschwungenen Serpentinenlinie des **S** zum Ausdruck (siehe dazu **S**). Die dort gerundeten auf- und abgleitenden S-Schwünge werden jetzt zu harten Zackenformen. Mit Heftigkeit stoßen die Arme in diesen Zacken aufeinander zu und schnellen, kurz bevor sich die Hände berühren, wieder auseinander. Dabei verliert die Bewegung allmählich an Kraft. Die einmal eingeschlagene Richtung wird beibehalten. Meist zielt die Bewegung von oben nach unten.
Wie ein Blitz durchfährt die Gebärde den Raum, als wollte sie diesen zerteilen. Die treffende Kraft des T wird in Verbindung mit dem scharfen S zu einem Reißen und Zerren, das die Gestalt aufs heftigste bewegt. Diese muss sich gegen die fast zerstörerische Kraft bewusst aufrichten. Hält sie ihr aber sicher stand, so wirkt ihre einschlagende Kraft wie zündend, zu neuer Initiative (hier sprechen wir ja eigentlich mit dem ersten „t“ ein „z“ aus) entflammend.
Initiativkräfte überwinden die Trägheit des Zauderns und Zagens, bergen aber auch in sich die Gefahr, dass wir in rastloses Tun, ja Hetzen geraten können. Es kommt darauf an, wie bewusst wir die begeisternden Kräfte einsetzen können. Jedes geistige Feuer hat erneuernde, aber auch zerstörerische Kräfte, wenn es nicht gezielt eingesetzt und unter Kontrolle gehalten werden kann.
Wenn Probleme für uns undurchschaubar werden, so kann es nötig sein, diese in ihre Bestandteile zu zerteilen, ja sie vielleicht sogar mit heftigem Schwung wie einen Knoten zu zerschlagen. Um diesen Schritt zu tun, brauchen wir Initiativkraft. Dieses Zer-

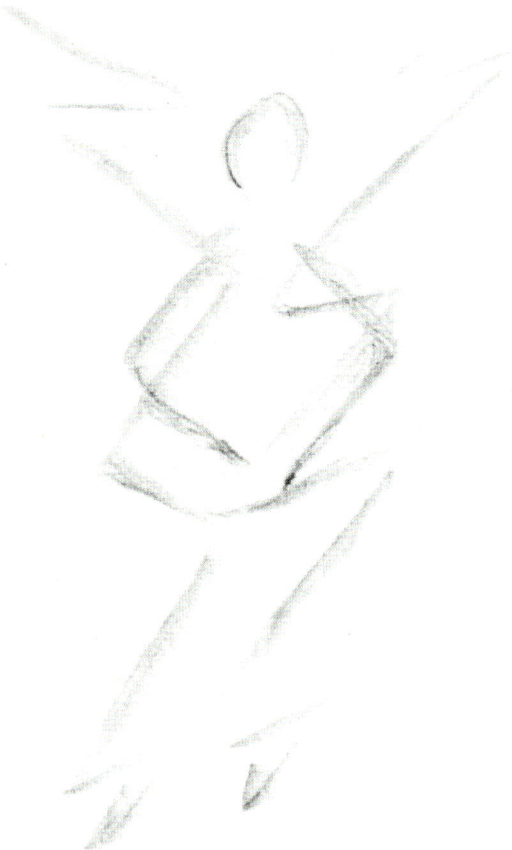

**Z**

trennen oder Zerschlagen kann uns Zusammenhänge erkennen lassen, die uns in ihrer kompakten Verdichtung verborgen blieben. Es kann, wenn wir das Bild des Blitzes erinnern wollen, ein Blitzeinschlag die dunkle Nacht, die beängstigende Finsternis, erhellen und dadurch einen für uns bis dahin undurchdringbar erschienenen Raum passierbar machen oder ein im Dunkeln liegendes Problem überhaupt erst sichtbar werden lassen.
Um an unser Ziel zu kommen, benötigen wir diese zündende Kraft, die in uns Neues zeugen, aber uns auch verzehren kann. Zwischen Zaudern und Hetzen liegt diese sichere Zielgerichtetheit, die klärend und kraftspendend Geistiges in uns entzünden kann.
In der Gebärde des Z ist diese zielstrebige, bewusst eingesetzte Zerstörungskraft erlebbar.

**Initiativkraft, die zündend wirkt, ist das Z.**

*Zum Üben:*

Zaudern und Zagen zerstöre ich in mir.
Ich strebe auf mein Ziel zu.
Wie ein Blitz entzünde sich mein Geist.

Das **X** und das **Y** finden in der Eurythmie keine eigenen Ausdrucksformen. Das **Y** lässt sich durch **I** oder **Ü** ersetzen und das ohnehin sehr seltene **X** durch **K** und **S**. Da die Gebärde des Lautes **Q** nur im Künstlerischen gebraucht wird, bleibt sie hier unberücksichtigt.

Auf die Beschreibung der Diphthonge wurde hier verzichtet, weil von diesen in der Heileurythmie nur **AU** und **EI** verwandt werden, und die Entwicklung der jeweiligen Gestaltung sich aus den Vokalen ableiten lässt. In den für unsere Sprache so typischen Diphthongen drückt sich meist eine Sphäre des Gefühlhaften und Ungewissen aus. In dem Gleiten von einem Vokal in den anderen, mit dem Antönen von zwei, wenn man genau hinhört, manchmal sogar drei Vokalen wird der Empfindung die Eindeutigkeit genommen. Es entsteht ein Raum neuer Nuancen, in dem klare Abgrenzungen schwebenden Übergängen weichen.

## NACHWORT

Wichtig beim Üben der oben beschriebenen Gebärden ist der konzentrierte Umgang mit den Bewegungsabläufen.
Jede Bewegung sollte in vollständiger Ruhe ausgeführt werden, d. h., die Gedanken und Vorstellungen sind ganz auf die auszuführenden Bewegungen und die sie begleitenden Empfindungen zu richten.
Langsam und bewusst sollten die Abläufe wiederholend geübt werden. Keine Bewegung sollte nur rein mechanisch, also nur technisch gekonnt werden.
Eine intensive Selbstbeobachtung sollte nicht nur jede Übung begleiten, sondern ebenso nach dem Üben kurz in Ruhe durchgeführt werden.
Werden die Bewegungen mit innerer Anteilnahme und wachsendem Können erübt, so wird sich das Gefühl der Stimmigkeit der jeweiligen Übung einstellen.
Eine dauerhafte Veränderung eines als krank oder unangenehm empfundenen Zustandes, sei es eines psychischen oder physischen, kann von vielerlei Faktoren abhängen, wie z. B. von der Fähigkeit, die Bewegungen richtig auszuführen, von der Regelmäßigkeit und Dauer des Übens und von der individuellen Konstitution.
So hat jeder unterschiedliche Voraussetzungen, aber es wird kaum jemanden geben, der an den Bewegungen nicht etwas über sich selbst erfahren und der nicht die harmonisierende Wirkung erleben könnte.
Durch die Heileurythmie werden selbstheilende Kräfte in uns mobilisiert. Die Bewegungen sind fast von jedem durchführbar, weil sie rein „technisch" keine allzu großen Anforderungen und Voraussetzungen benötigen. Sogar von Bettlägerigen können sie in kleinem Umfang ausgeübt werden, weil sie an das individuelle Vermögen angepasst werden.
Das Erleben und Erlauschen einer Schwingung führt zu einer inneren Bildhaftigkeit. Wenn ich es schaffe, alle Unruhe in mir

beiseite zu schieben und mich willentlich auf die Gestaltung eines Bildes mit allen Gefühls- und Vorstellungsnuancen zu konzentrieren, so werde ich selbst zu dem Bild, werde eins mit dem Bild in meinem Denken, Fühlen und Wollen. Ich bin außer mir und in mir, ich bin empfangend und schaffend zugleich.
Diese Form, mit Gebärden umzugehen, ist

**Bewegungsmeditation**.

Verlag Ch. Möllmann

**Martin Burckhardt: Eurythmie – sichtbare Sprache**
Viele Menschen wollen heute nicht nur sehen und fühlen, sondern auch verstehen, was Eurythmie ist. Der Autor, Diplom-Eurythmist mit grundständiger Waldorflehrerausbildung, möchte in dieser Darstellung Anregungen für das erkenntnismäßige Durchdringen der Eurythmie als „sichtbare Sprache" geben. Im ersten Teil wird sie in ihrem Prinzip geschildert, im zweiten Teil in ihrer Bedeutung für die Waldorfpädagogik.

**Sigismund von Heynitz: Wege zur Hygienischen Eurythmie**
Der Verfasser, Dr. med Sigismund von Heynitz aus Schloss Hamborn, hat als Arzt über Jahrzehnte Umgang mit der Eurythmie gehabt, vor allem im Sinne des hygienisch-therapeutischen Impulses. Was im letzten Jahrzehnt, vor allem kursmäßig, entstand, wird in diesem Büchlein entwickelt. Dazu werden menschenkundliche Grundlagen gegeben. Der Leser wird angeregt, sich übend mit der Eurythmie zu befassen.

**Ursula Steinke: Lesebuch Heileurythmie**
In vielen kurzen und längeren Aufsätzen wird die Heileurythmie von verschiedenen Gesichtspunkten aus in den Mittelpunkt der Betrachtung gestellt. Aus der Praxis werden Anhand konkreter Beispiele mit vielen Übungen die Wirkungen heileurythmischer Therapie geschildert. Ausflüge in die Kunst- und Mysteriengeschichte runden das Buch zu einer wertvollen Quelle für an Heileurythmie Interessierte ab.

**Tatiana Kisseleff: Ein Leben für die Eurythmie**
**Autobiographisches ergänzt von Brigitte Schreckenbach**
"Tatiana Kisseleff begegnete 1911/12 erstmals Rudolf Steiner und erfuhr von ihm sogleich ihre große Lebensaufgabe. 1914 wurde sie als erste Eurythmistin von ihm nach Dornach gerufen, um hier die Eurythmie aufleben zu lassen. Die noch etwas Zögernde drängte er mit solchen Worten:
Sie könne die Eurythmie vor der ihr drohenden Seelenlosigkeit bewahren und ihren wahren geistigen, sakralen Hintergrund erhalten. Was ist daraus geworden? Als ich Tatiana Kisseleff 1956 einmal fragte, ob sie sich eine bestimmte Eurythmie-Aufführung angesehen habe, antwortete sie mir: „Ich schaue mir so etwas nicht an, das hat doch nichts mehr mit Eurythmie zu tun." Über eine solche Antwort war ich höchst erschrocken, weil ich selbst seit drei Jahren ausgebildete Eurythmistin war und das Dargebotene durchaus als Eurythmie ansah."
Brigitte Schreckenbach